101

PREGUNTAS Y RESPUESTAS
SOBRE HOMEOPATÍA

,

101

PREGUNTAS Y RESPUESTAS
SOBRE HOMEOPATÍA

Dra. Assumpta Mestre Blabia

ALREVES

BARCELONA 2012

Primera edición: junio de 2012

Publicado por:
EDITORIAL ALREVÉS, S.L.
Passeig de Manuel Girona, 52   5è 5a
08034 Barcelona
info@alreveseditorial.com
www.alreveseditorial.com

© Assumpta Mestre, 2012
© de la presente edición, 2012, Editorial Alrevés, S.L.
© de las ilustraciones, Pere Mestre Llonch, 2012

Printed in Spain
ISBN: 978-84-15098-55-3
Código IBIC: VXHH
Depósito legal: B-16743-2012

Diseño de portada: Mauro Bianco

Impresión: Liberdúplex

A Carlos, mi marido, por su apoyo incondicional. A mis hijas Alexandra, Cristina y Anna, por sus críticas. A mi padre, por hacer los maravillosos dibujos que ilustran este libro. A Deyanira, mi coaching personal, por su apoyo y ánimos para terminar este libro. A Fernando, por creer en mí. A Paola, Carmen y Miguel, por sus sabios consejos. A mis pacientes, que tras años de preguntas me hicieron ver la necesidad de escribir un libro que ayudara a resolver sus dudas y las de las personas que no conocen la homeopatía. A todos los que han confiado en mí.

A mi madre, por haberme dado la vida.

A la vida, por permitirme vivir y conocer la homeopatía.

Prefacio

Desde hace varios años me rondaba por la cabeza la idea de escribir un libro que respondiera las preguntas formuladas por los pacientes. Me di cuenta de la falta de información que hay acerca de la homeopatía y de que, en muchas ocasiones, no tenía tiempo para aclarar todas aquellas dudas. Así, fui recopilando las preguntas que me habían formulado durante los años que llevo ejerciendo como médico homeópata. Finalmente, pensé en escribir un libro con las respuestas a todas ellas; de este modo, podría ofrecer a los pacientes, y al público en general, una información que, en muchos casos, no tenían o les llegaba tergiversada.

En mi opinión, la medicina debe ser capaz de aplicar todos los conocimientos que la ciencia y la experiencia nos brindan. Puesto que de medicina solo hay una, soy una defensora de una medicina integradora en la que el médico prescriba a su paciente aquello que crea más conveniente para curarle o mejorarle, aunque quede fuera de los conocimientos clásicos adquiridos en las facultades de Medicina.

Mi mayor deseo sería que la homeopatía dejara de ser una desconocida que causa temor, desprecio o confusión por los prejuicios que pesan sobre ella y por la falta de información que existe al respecto, y de esta forma contribuir con un granito más de arena a colocarla en el lugar que se merece en el ámbito sanitario.

En España, aproximadamente el 30% de la población sigue o ha seguido en algún momento un tratamiento homeopático. Los motivos para acudir al homeópata son diversos: algunas personas argumentan que les han dicho que la homeopatía funciona bien y no hace daño; otras no quieren tomar los medicamentos convencionales o estos les provocan unos efectos secundarios que quieren evitar; otras buscan algo diferente, y, finalmente, están las que son llevadas por amigos o familiares sin saber adónde van. Muchos son los motivos y poca la información sobre el tipo de tratamiento que van a seguir, desconocen lo que es la homeopatía, e ignoran cómo obtener una atención de calidad.

Toda esa desinformación me animó a escribir este libro, con varios objetivos en mente: informar con rigor acerca de la homeopatía, desmitificarla en muchos casos, promover el uso de esta medicina con las máximas garantías y, sobre todo, aclarar las dudas de los pacientes.

La homeopatía es una medicina segura, rápida y eficaz, cada vez más extendida en el mundo. Millones de pacientes y miles de médicos dan fe de ello, ofreciendo una posibilidad terapéutica de gran valor. Espero que mi libro sirva de guía para todas aquellas personas que deseen conocerla, y así proporcionales la información necesaria para sentirse seguras ante la medicina homeopática.

Dra. ASSUMPTA MESTRE BLABIA
Médica homeópata

Prólogo

En el momento actual, la homeopatía es, probablemente, la alternativa médica más usada en el mundo después de la medicina oficial, y ha logrado un alto grado de reconocimiento y difusión en los cinco continentes. En todo el mundo hay usuarios o gente que sabe de ella, y un elevado porcentaje ha optado por recurrir a la homeopatía después de haber recibido tratamientos convencionales y de medicinas locales de orden tradicional. En Francia, por ejemplo, todas las farmacias tienen una sección de medicamentos homeopáticos. Hay una gran cantidad de médicos formados en las universidades que han migrado al estudio y a la práctica de esta profesión. En muchos países existe una añeja tradición homeopática y, en algunos, esta disciplina médica ha llegado a obtener el rango de oficialidad. Es el caso de México, que fue el primero en reconocerla hacia fines del siglo XIX, y Cuba, que la incluyó hace unos quince años en el Ministerio de Salud.

Es un derecho de la sociedad tener la posibilidad de elegir cómo desea ser tratada médicamente, elección que solo puede surgir de un público informado que opta y decide libremente por la alternativa médica que mejor se adapte a su forma de entender el sentido de la curación, a su cultura, a su percepción de la realidad y a su idiosincrasia. Los gobiernos tienen, por otro lado, la obligación de ofrecer y fomentar responsablemente las opciones médicas existentes como respuesta a las necesidades de la gente. Por ello, es importante que público y autoridades sepan que la práctica de la homeopatía es un «acto médico», es decir, que debe ser ejercida exclusivamente por médicos, y que solo la falta de regulación permite que se practique libremente por personas ajenas a la medicina. Con mucha frecuencia, los pacientes no se cuestionan el hecho de que acudir a una consulta homeopática significa ser tratado por un profesional de la medicina, y es común que las autoridades tengan una cierta tolerancia para su práctica por parte de personas que no son médicos sin conocer debidamente sus consecuencias para los usuarios.

La homeopatía ofrece un sinnúmero de posibilidades para tratar todo tipo de padecimientos agudos y crónicos. Sin embargo, suele estar rodeada de una serie de mitos que deforman su verdadera naturaleza. Digamos, inicialmente, que pertenece al ámbito científico, pero que guarda una relación muy íntima con la naturaleza, que tiene como premisa el aforismo hipocrático «lo primero es no dañar». Su ejercicio requiere de una amplia preparación médica y de una seria formación para comprender la naturaleza de la enfermedad y del enfermo, ya que su objetivo se dirige a tratar personas enfermas, no solo entidades nosológicas o enfermedades.

Cada médico homeópata, en la intimidad de su consultorio, se convierte, a su vez, en un informador de lo que hace la homeopatía y sus fundamentos y, a diferencia de los médicos convencionales, tiene que justificar ante cada paciente la veracidad y la eficacia de su medicina. Es una realidad que falta difusión de la homeopatía; falta literatura seria que informe a los usuarios, ya que no sirven a este objetivo los panfletos o la propaganda publicitaria.

Con la presente obra, la doctora Assumpta Mestre cumple a conciencia con los requisitos que debe reunir una obra de divulgación médico-científica: claridad en la información y lectura fácil y directa, sin sacrificar profundidad en el material que desarrolla. El esquema elegido de preguntas y respuestas es un acierto que permite al lector encontrar toda la información esencial sobre la homeopatía.

A la doctora Mestre la avala, en primer lugar, haber sido paciente de la medicina homeopática desde temprana edad y, más tarde, una larga trayectoria profesional como médico y, particularmente, como médico homeópata. Ha recibido formación en las escuelas homeopáticas más serias a nivel internacional, ha sido profesora por varios años en la Academia Médico Homeopática de Barcelona y ha impartido cursos de materia médica, teoría y clínica en España y en el extranjero.

Y tiene un mérito poco usual para los clínicos que se desarrollan en su consulta: es una incansable y comprometida defensora de la homeopatía desde su cargo como presidenta de la Sección de Homeopatía del Colegio de Médicos de Barcelona. Ello le ha permitido tener un profundo conocimiento de la situación en la que se encuentra esta profesión en España y en otros países, impulsando proyectos para el reconocimiento oficial de esta medicina.

Dr. Fernando Domínguez Vello
Presidente del Consejo Consultivo Nacional
Médico Homeopático (México)
Período 2008-2012

13

Índice de preguntas

El concepto de la homeopatía

El tratamiento homeopático

Los medicamentos homeopáticos

La elección del homeópata

Consejos prácticos

El concepto
de la homeopatía

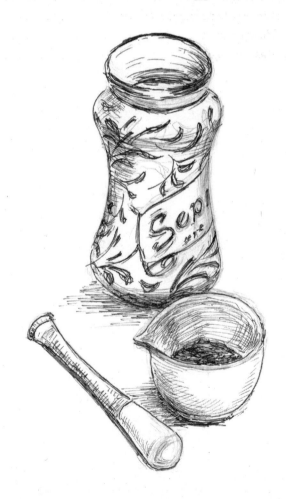

1

¿Qué es la homeopatía?

La homeopatía es la medicina que trata a los enfermos según los síntomas que presentan, de forma individual, ante una enfermedad, conforme la llamada Ley de Similitud, y usa medicamentos específicos en concentraciones mínimas capaces de provocar la reacción curativa del propio organismo de un modo suave, rápido y eficaz.

La Ley de Similitud es el principio más importante de la homeopatía. Afirma que lo semejante se cura con lo semejante. Esto quiere decir que toda sustancia capaz de producir unos síntomas determinados en el individuo sano, también es capaz de curarlos en el enfermo que los presenta.

Por tanto, en homeopatía, para estimular la capacidad curativa natural del propio cuerpo debemos hallar el/los medicamentos que producen síntomas similares a los que queremos tratar. El objetivo es promover una reacción de nuestro organismo que le devuelva la salud.

Tomemos como ejemplo algo tan cotidiano como una salpicadura de aceite hirviendo mientras cocinamos. Sabemos que, si ponemos la zona quemada en agua fría, el dolor disminuye en un primer momento, para aumentar después con la aparición de las conocidas ampollas. ¿Qué sucedería si aplicáramos el Principio de Similitud y la sumergiéramos en agua caliente? Pues que, al principio, el dolor aumentaría y, poco después, disminuirían tanto el dolor como las ampollas.

2

¿Qué significan las palabras «homeopatía» y «alopatía»?

Homeopatía significa «similar o semejante a enfermedad». Esta palabra tiene su origen en las palabras griegas *homeo* (semejante) y *patía* (enfermedad), que, aplicada a la medicina, significa «lo similar se cura con lo similar», es decir, la homeopatía cura los síntomas que desarrolla un enfermo empleando los medicamentos que, a la vez, son capaces de producir los mismos síntomas en un individuo sano.

Alopatía es la palabra de origen griego que define la medicina convencional y significa «diferente a enfermedad». Proviene de *alos* (diferente) y *patía* (enfermedad) y, por lo tanto, usa medicamentos que producen efectos diferentes a los síntomas que pretende combatir.

Pongamos un ejemplo: tenemos una inflamación aguda, con la zona enrojecida, caliente, dolorosa, dura y pulsátil. Con homeopatía usaríamos un medicamento como Belladonna, que en dosis altas es capaz de producir estos mismos síntomas, pero que en dosis homeopáticas los regula hasta su desaparición. Con alopatía utilizaríamos un medicamento antiinflamatorio que provocaría un efecto contrario a la inflamación, independientemente de los síntomas del paciente.

3

¿Cuál es el concepto de salud y enfermedad para la homeopatía?

La Organización Mundial de la Salud (OMS) define la salud como el estado de «bienestar, físico, mental y social».

La homeopatía, como ve al individuo de una forma integral, entiende por salud el bienestar general de la persona, la ausencia total de sufrimiento físico y psíquico que resulta del equilibrio entre todas sus partes y de la adaptación con el medio que la rodea.

Para la homeopatía, la enfermedad es la expresión del desequilibrio de la vitalidad y afecta por entero a la persona, tanto en su aspecto físico como mental. Todos somos conscientes de que cuando estamos enfermos nuestro estado de ánimo cambia y, en muchas ocasiones, algunas de nuestras características también. Esto lo podemos ver de una forma muy clara en los niños. Puede suceder que, si por lo general somos calurosos, sudemos, solamos beber con frecuencia y seamos de un carácter tranquilo; si tenemos fiebre, nos quedemos secos, con sensación de frío, sin sed y, además, estemos irritables o ansiosos. Pues bien, desde la homeopatía consideraremos recuperado el estado de salud, no solo cuando desaparezca la fiebre, sino cuando se restablezcan todas las características que teníamos antes de caer enfermos, incluido nuestro estado de ánimo.

4

¿Qué significa «dosis infinitesimales»?

Sabemos que el sol puede producir gran cantidad de reacciones bioquímicas en los seres vivos. Además, aunque sus rayos carecen de materia —solo transportan energía—, provocan efectos tanto físicos como emocionales en la persona. Conocemos su capacidad de incrementar la producción de melanina en la piel y ponernos morenos, o de aumentar la producción de neurotransmisores y producir un efecto antidepresivo. Y todo esto sin que los rayos contengan ningún principio químico que influya en nuestro organismo.

Así actúan las dosis homeopáticas, con una cantidad de materia tan extraordinariamente pequeña que es casi imperceptible, pero que, sin embargo, tiene la capacidad física de provocar reacciones biológicas en cualquier ser vivo, sea persona, animal o planta. A estas dosis de sustancias químicamente activas, tan ínfimamente pequeñas, las llamamos «dosis infinitesimales».

5

¿Quién fue el descubridor de la homeopatía?

Ya entre los años 460-377 a. C., Hipócrates, padre de la medicina, afirmó que la propia naturaleza es el médico de las enfermedades y que la respuesta del organismo es de vital importancia para su curación. Hipócrates, sin embargo, no pudo desarrollar esta afirmación al no encontrar las sustancias capaces de provocar esta respuesta curativa sin causar efectos indeseados.

Muchos años después, Samuel Hahnemann (1755-1843), médico, químico y filólogo alemán, viendo los fracasos repetidos de la medicina que se practicaba, decidió abandonarla y dedicarse a traducir libros. En 1790, mientras traducía el *Tratado de Materia Médica*, del doctor William Cullen, encontró una curiosa afirmación sobre la capacidad de curación de la corteza del árbol de la quina, utilizada para tratar las fiebres palúdicas. Cullen aseguraba que esta cualidad se debía a su sabor amargo y al efecto tónico que ejercía en el estómago. Para comprobar esta afirmación, con la que estaba en desacuerdo, Hahnemann decidió tomar la medicina él mismo repetidamente y observar sus efectos. Descubrió que le provocaba síntomas muy semejantes a los de las fiebres palúdicas y que estos desaparecían cuando dejaba de tomarla. Sorprendido por este fenómeno, decidió repetir el experimento con otras personas, en las que comprobó la aparición de los mismos síntomas. De ahí surgió la duda: ¿no será que la capacidad de ciertas sustancias de hacer desaparecer síntomas es debida a su capacidad de provocarlos?

El resultado del experimento llevó a Hahnemann a plantear la siguiente hipótesis: el poder curativo de las sustancias está en la capacidad que tienen de provocar los mismos síntomas que son capaces de curar.

Para confirmar esta teoría, Hahnemann empezó a experimentar en personas sanas. Utilizaba distintas sustancias que diluía para disminuir los efectos secundarios, hasta que llegaba un punto en el que ya no tenían efecto curativo. Basándose en sus conocimientos de física, agitaba las sustancias siguiendo unos pasos calculados. Observó que, además de curar, el efecto provocado por cada sustancia aumentaba cuanto más se diluía y agitaba, y comprobó que toda sustancia capaz de provocar unos síntomas también podía hacerlos desaparecer cuando se tomaba en dosis muy bajas.

Estos resultados animaron a Hahnemann a experimentar con enfermos que presentaban síntomas semejantes a los provocados por una determinada sustancia. Constató que dichos síntomas desaparecían y, tras muchas y repetidas pruebas, enunció el Principio de Similitud, que afirma que los síntomas del enfermo pueden ser curados si se le administra una sustancia en función de su semejanza a esos mismos síntomas.

Hahnemann reemprendió su labor como médico aplicando su método homeopático, que llegó a ser reconocido, por su gran efectividad, en las cortes europeas. En 1810 publicó su libro *Órganon del Arte de Curar*, en el que sentaba las bases de la homeopatía. Murió en París a los ochenta y ocho años, dejando grandes colaboradores como Boenninhaussen, Jarh, Hering, Kent, y otros muchos que siguieron investigando y comprobando la efectividad clínica de la homeopatía hasta la actualidad.

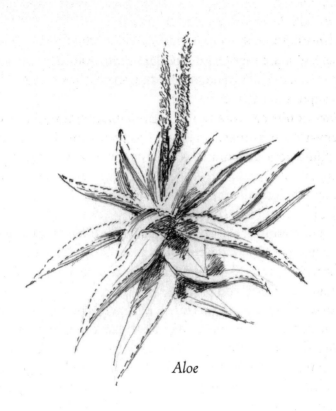

Aloe

6

¿En qué principios se basa la homeopatía?

La homeopatía se basa en ocho principios:

1. **El Principio de Similitud**: *Similia Similibus Curentur* (Lo similar se cura con lo similar).
2. **La fuerza vital**: Es la energía de la persona que rige las funciones de un ser vivo.
3. **La Vix Medicatrix**: Es la fuerza autocurativa de la naturaleza que mantiene la integridad del individuo.
4. **La individualidad morbosa**: Cada ser vivo sufre las enfermedades de un modo particular.
5. **La individualidad medicamentosa**: Es la prescripción de un medicamento individual según los síntomas que desarrolla cada enfermo.
6. **Experimentación pura**: Es el estudio de los síntomas que provoca una sustancia y la demostración de su capacidad curativa.
7. **La dosis mínima**: Se refiere a las dosis, en muy bajas concentraciones, de los medicamentos homeopáticos.
8. **Los miasmas. Enfermedades crónicas**: La herencia y

las tendencias individuales a sufrir cierto tipo de enfermedades.

Y, de entre estos ocho principios, los más importantes son estos tres:

1. **El Principio de Similitud**: «Lo similar se cura con lo similar».
   Este principio afirma que lo semejante puede ser curado por un semejante. Es decir, toda sustancia capaz de producir ciertos síntomas al individuo sano, también es capaz de curarlos en el enfermo que los presenta.
   Tomemos como ejemplo el efecto que produce una cebolla en las mucosas cuando la cortamos. Aparece un goteo nasal y lagrimeo característico, semejante a los síntomas del resfriado común. Por eso, la cebolla (*Allium cepa*), en dosis homeopáticas, es uno de los medicamentos homeopáticos más frecuentemente prescritos para tratar los resfriados.
   Pero si la homeopatía solo tuviera este principio, podríamos pensar que cortando cebollas curaríamos los resfriados, y no es así. Hace falta algo más.

2. **La dosis mínima**: Es la cantidad mínima de sustancia capaz de provocar la reacción deseada en el individuo.
   Este fue el gran problema de Paracelso e Hipócrates. A medida que diluían las sustancias para disminuir sus efectos tóxicos, estas perdían su capacidad de ejercer un efecto medicamentoso.
   Hahnemann descubrió cómo lograr que, además de perder su toxicidad (química), las diferentes sustancias adquirieran la capacidad de provocar cambios positi-

vos en el organismo. Para ello, las diluyó (dilución[1]) y agitó repetidas veces (dinamización[2]). De esta manera, obtuvo la mínima dosis capaz de provocar cambios en un organismo.

3. **La experimentación pura**: Es la base del conocimiento de las propiedades de los medicamentos, la experimentación de las sustancias en individuos sanos y su aplicación en los enfermos.

1. Dilución: disolución de la materia prima en agua de forma concreta siguiendo unos pasos definidos en función de la escala a la que se prepare el medicamento.

2. Dinamización: sacudida que se aplica a la disolución de un medicamento de forma específica, en cantidad y tiempo determinados.

7

¿Qué importancia tienen los síntomas para la homeopatía?

Para la homeopatía, los síntomas son el resultado de la reacción de defensa particular de cada enfermo, la expresión de la enfermedad y el resultado del desequilibrio particular de cada enfermo a nivel local, general y mental. Son de gran importancia, ya que nos guían para hallar el medicamento que haga reaccionar a todo el organismo en busca del equilibrio y, por lo tanto, de la mejora o de la curación. Por este motivo, cuanto más detallados sean lo síntomas, más precisa será la prescripción.

Imagine una misma enfermedad en dos pacientes distintos. En el primer caso, la enfermedad empieza con fiebre alta y súbita. El paciente está seco, la cara colorada y la cabeza pulsa intensamente; tiene la boca seca, bebe agua a sorbitos y, en algunas ocasiones, delira y ve animales o caras horribles que le asustan.

En el segundo, la fiebre es también elevada pero la cara del enfermo está pálida, el sudor no le disminuye la temperatura, la boca produce gran salivación con sed intensa y halitosis ofensiva, y la lengua tiene la impresión de los dientes.

El paciente está caprichoso y agresivo y, en su delirio, imagina enemigos o ladrones.

En ambos casos, la enfermedad es la misma, pero el medicamento que necesitan es distinto ya que, además del diagnóstico de la enfermedad, deben tenerse en cuenta todos los síntomas que ha desarrollado cada paciente, tanto a nivel físico como emocional.

Suponga que estos cuadros responden a una enfermedad causada por una bacteria que afecta la garganta. Para tratarla con medicina convencional, el médico recetaría un antibiótico sin tener en cuenta los síntomas particulares de cada paciente. Pero si estos síntomas se trataran con homeopatía, serían ellos los que nos indicarían el medicamento adecuado para cada enfermo aunque la enfermedad fuera la misma. De ahí la importancia de los síntomas. Sin ellos no llegaríamos a una prescripción correcta que provocara la curación de la enfermedad y, por lo tanto, del enfermo.

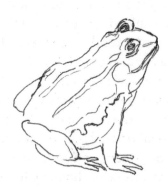

Bufo rana

8

¿Son la homeopatía y la alopatía dos medicinas distintas?

Rotundamente, no. Medicina solo hay una, y en base a ella se diagnostican y tratan las enfermedades mediante una historia clínica completa del enfermo, que deberá contemplar los síntomas clínicos, la exploración física y las pruebas complementarias que sean necesarias para hacer un diagnóstico y pronóstico correctos. De este diagnóstico derivará el tratamiento, al margen de que el tipo de medicamentos utilizados sea alopático u homeopático. La diferencia entre una u otra se basa en que en la historia clínica homeopática, además del motivo de consulta y del diagnóstico de la enfermedad, adquiere una mayor relevancia la constitución del paciente, la forma en que responde a los estímulos externos tanto físicos como emocionales, y los síntomas particulares que desarrolla durante su enfermedad, pues de ellos dependerá la elección del medicamento homeopático.

9

¿Cuántos tipos de homeopatía hay?

Actualmente, hay tres escuelas con métodos distintos para prescribir los medicamentos homeopáticos, todas ellas con buenos resultados. Dichas escuelas son las siguientes:

- **Unicista**: Es la homeopatía clásica. Emplea, en el tratamiento, un solo medicamento que, a su vez, contiene un solo principio activo elegido (medicamento unitario) según los síntomas más característicos del paciente en su totalidad. Este medicamento único va a tratar el terreno del enfermo en profundidad, tanto en las enfermedades crónicas como en las agudas. Usa diluciones o potencias bajas, medias o altas, según el objetivo del tratamiento y la profundidad de la enfermedad.

- **Pluralista**: Emplea varios medicamentos unitarios, tomados en forma simultánea o en alternancia a lo largo del día, que abarcan el conjunto de síntomas del enfermo. De esta forma, el medicamento *similimum* se sustituye por varios símiles que actúan en las distintas zonas afectadas, además del medicamento capaz de provocar un cambio más profundo en el terreno del enfermo. Esta escuela suele usar medicamentos en diluciones bajas o medias, que se modifican según evolucionen los síntomas.

- **Complejista**: Emplea medicamentos en dosis homeopáticas con fórmulas compuestas que contienen varios principios activos. Su objetivo es favorecer la autorregulación de los sistemas fisiológicos que se alteran en las enfermedades. En el ámbito de la homeopatía, son conocidos como medicamentos biorreguladores o antihomotóxicos, ya que contrarrestan los efectos nocivos de las llamadas homotoxinas, que son las sustancias tóxicas que genera nuestro cuerpo en las enfermedades.

A diferencia de los medicamentos homeopáticos clásicos, en la mayoría de ellos la concentración de las sustancias activas es más elevada y más semejante a las concentraciones fisiológicas de nuestro organismo. Estos medicamentos se encuentran en el mercado en forma de comprimidos, gotas y jarabes que se toman por vía oral, supositorios vía rectal y ampollas inyectables para su administración por vía subcutánea, intramuscular o endovenosa.

10

La homeopatía, ¿tiene base científica?

Aunque la demostración científica de la efectividad de la homeopatía no es tarea fácil, ya que depende de gran cantidad de factores, a menudo difíciles de valorar, esta disciplina médica ha cumplido, desde sus inicios, todos los pasos en los que se basa el método científico que demuestra el Principio de Similitud.

Veamos cómo se aplican, en la homeopatía, los distintos pasos del método científico:

1. Observación de un hecho:

- La *Cinchona* (medicamento homeopático) provoca síntomas semejantes a los de la fiebre palúdica.

2. Hipótesis:

- El medicamento cura por el poder que tiene de alterar la salud de modo semejante a las enfermedades para las que se aplica.

3. **Experimentación:**

- **Pura:** En personas sanas, el medicamento provoca la aparición de síntomas similares a los provocados por la enfermedad.

- **Clínica:** Si se administra el medicamento a personas enfermas con síntomas semejantes a los originados por el medicamento, estas se curan.

4. **Inducción:**

- **Comprobación de un hecho:** De forma repetida en las patogenesias (síntomas provocados por la toma repetida) del medicamento.

- **Verificación clínica:** Con ensayos clínicos con animales, plantas y pruebas de laboratorio.

A finales del 2007, 134 ensayos clínicos controlados habían sido publicados en diferentes medios médicos. De ellos, 59 reportaron resultados positivos (44% del total); en 8 se obtuvieron resultados negativos (6%), y en los 67 restantes (50%) no se encontraron diferencias. En general, se ha comprobado que la homeopatía es más efectiva que el placebo.

11

La homeopatía, ¿puede intoxicar?

Aunque los principios activos de gran parte de los medicamentos homeopáticos tienen capacidad tóxica, las materias primas de las que proceden han sido diluidas y agitadas numerosas veces, de modo que la concentración resultante es tan extremadamente pequeña que llega a perder su toxicidad. Por este motivo, la homeopatía no puede intoxicar, incluso en el caso de que se ingieran dosis superiores a las recomendadas. Y esta es una de las ventajas importantes de los medicamentos homeopáticos.

Pero no hay que confundir la incapacidad de intoxicar con la de provocar efectos indeseables. Un exceso en las dosis o en la frecuencia del medicamento podría provocar la aparición de síntomas nuevos pertenecientes a este o agravar los que ya tiene el enfermo, de un modo totalmente innecesario.

12

¿Qué relación hay entre la homeopatía y las vacunas?

Es fácil confundir la forma de actuar de las vacunas y la homeopatía ya que, en ambos casos, hablamos de dosis muy pequeñas y de la reacción semejante que unas y otra provocan en el organismo, aumentando su inmunidad y resistencia ante ciertas enfermedades.

Pero, a pesar de su semejanza en la forma de provocar la respuesta del cuerpo humano, en realidad son muy distintas. Mientras las vacunas generan una reacción del sistema inmunológico que aumenta nuestras defensas de una forma específica ante la sustancia que recibimos (lo que conocemos como isopatía), la homeopatía origina una respuesta parecida a la de las vacunas con cualquier medicamento que provoque síntomas similares a los de la enfermedad, sin necesidad de que la sustancia ingerida sea la causante.

Esta capacidad curativa de la homeopatía nos permite poder tratar, además de las enfermedades víricas, gran cantidad de afecciones que no tienen un germen que las provoque (virus, bacteria), como las alergias, las migrañas, las depresiones, las inflamaciones y los problemas de piel.

13

La homeopatía,
¿es una terapia natural?

Natural es todo aquello que se toma o se aplica tal y como viene de la naturaleza.

Por este motivo, la homeopatía no es una terapia natural, ya que utiliza medicamentos regulados por una normativa legal e incluidos en la Ley del Medicamento. Estos han sido trasformados y modificados en un laboratorio, mediante unos procesos específicos previamente establecidos que provocan un cambio en su estructura inicial y, por tanto, unas reacciones en el organismo distintas a las que produciría la sustancia de la que proceden.

Para agruparlas de algún modo, las medicinas no convencionales se han catalogado erróneamente como medicinas naturales. Contribuye a ello su baja toxicidad y la capacidad autocurativa que promueven en el organismo. Sin embargo, en el mercado podemos encontrar medicamentos convencionales (alopáticos) más naturales que los propios homeopáticos, pues contienen sustancias procedentes de plantas o minerales que no han sido sintetizadas en el laboratorio.

14

¿Es la homeopatía una medicina suave?

La homeopatía tiene fama de medicina suave porque es poco tóxica y no provoca efectos secundarios. Con todo, esta atribución es un arma de doble filo, ya que también es capaz de modificar rápida e intensamente la evolución de una enfermedad, o de provocar agravaciones importantes cuando el medicamento no se administra de forma correcta. Esta realidad se contrapone a la creencia de que su capacidad de provocar cambios rápidos e intensos en el organismo es muy baja.

Si así fuera, la homeopatía solo podría utilizarse para tratar enfermedades leves, y esto no es así. Numerosos estudios demuestran que es capaz de curar enfermedades graves y agudas, lo cual prueba que sus efectos no son tan suaves como creemos y que, además, tiene una gran capacidad para modificar el curso de las enfermedades.

15

¿Qué diferencias hay entre homeopatía y alopatía?

Hemos visto ya que los principios de la homeopatía y la alopatía son opuestos. Así, mientras la homeopatía actúa a favor de los síntomas optimizando las capacidades propias del organismo y estimulando la reacción curativa con medicamentos que proceden según el Principio de Similitud, la alopatía se opone a estos síntomas mediante la acción de medicinas que obran según el Principio de los Contrarios. Es el caso de los antitérmicos que combaten la fiebre; los antiinflamatorios, las inflamaciones; los antibióticos, las infecciones...

La homeopatía maneja el concepto de enfermedad global y considera al individuo como un todo siguiendo el pensamiento de Platón: «No se pueden curar las partes sin haber curado el todo». Por su parte, la alopatía maneja, generalmente, el concepto de enfermedad local y ve el cuerpo como un conjunto de partes no siempre relacionadas entre sí.

Así, si usted sufre dolores de cabeza y se trata con alopatía, tomará un medicamento para el dolor independientemente del resto del cuerpo. En cambio, la homeopatía tendrá en cuenta, además, todo aquello que acompaña a sus dolores aunque, aparentemente, no tenga relación directa, como su estado general o emocional, la sed, el apetito, lo que ha provocado el dolor, las alteraciones de otra parte del cuerpo que hayan aparecido durante el episodio...

Para la alopatía, el síntoma es el objetivo y los agentes externos (microbios, bacterias...) son los causantes de la enfermedad y deben desaparecer. Para la homeopatía, el síntoma no es más que la expresión del cuerpo y este es el terreno donde se desarrollan las enfermedades.

Para observar estas diferencias de una forma sencilla, imaginemos una cosecha afectada por una plaga o en la que han crecido malas hierbas. El tratamiento alopático consistiría en arrancar las malas hierbas y usar pesticidas para combatir la plaga. En cambio, el tratamiento homeopático abonaría la tierra para proporcionarle el equilibrio necesario y facilitar, de este modo, la recogida de buenas cosechas durante mucho tiempo.

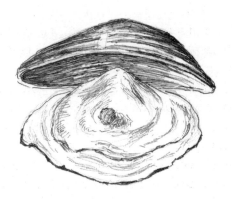

Calcárea carbónica

16

¿Con qué se suele confundir la homeopatía?

Los tratamientos homeopáticos se confunden, muy a menudo, con otras terapias no convencionales que pretenden potenciar la capacidad autocurativa del organismo, o que utilizan sustancias naturales con baja toxicidad. En numerosas ocasiones, creemos que tomar productos naturales equivale a tratarse con homeopatía, y el tópico de que algunos medicamentos homeopáticos se obtienen de las plantas, ha contribuido a fomentar esta creencia. No obstante, es cierto que determinadas medicinas homeopáticas tienen origen vegetal. También es frecuente confundir medicamentos homeopáticos con oligoelementos, nutrición ortomolecular, flores de Bach o fitoterapia (plantas), aunque nada tienen que ver con ellos. Los medicamentos homeopáticos solo se venden en farmacias y llevan siempre el distintivo «Medicamento Homeopático», mientras que los demás productos pueden adquirirse en tiendas de dietética. Si alguna vez usted compra un supuesto medicamento homeopático fuera de una farmacia, puede estar seguro de que lo que está tomando no es homeopatía, sino uno de estos productos naturales.

17

La homeopatía, ¿trata a enfermos o enfermedades?

Uno de los tópicos en los que se apoyan todos los que creen que los enfermos no tienen enfermedades y que, para tratarlos, no son necesarios los conocimientos médicos de las enfermedades, son los que aseguran que la homeopatía trata enfermos, no enfermedades; pero, ¿alguna vez ha visto usted a un enfermo sin una enfermedad? Si así fuera, ya no sería un enfermo, o no estaría enfermo. No debemos olvidar que los seres vivos (personas, animales y plantas) disfrutamos de un estado natural de salud y que, cuando este se rompe, aparece una enfermedad de cualquier índole, sea física o mental, orgánica o únicamente funcional.

El error reside en considerar que tan solo se requiere valorar los síntomas subjetivos que relata el enfermo para prescribir un medicamento similar. Sin embargo, ¿cómo podemos detectar los síntomas patológicos si no los conocemos? El margen de error puede ser demasiado elevado con el peligro de que la enfermedad se desarrolle sin control. Es cierto que la homeopatía provoca una reacción en el organismo del enfermo, pero siempre ante una enfermedad. Es por ese motivo que no debemos separar esos dos conceptos, ya que no pueden coexistir el uno sin el otro y, del mismo modo, no debemos olvidar que no tratamos solo enfermedades, sino también al enfermo que las padece. Cada persona vivirá su enfermedad de un modo particular y tendremos en cuenta todo aquello que la afecta para ayudarla a enfrentarse a ella y, también, a comprender el porqué de sus síntomas físicos y emocionales, que pueden ser la clave para prescribir el medicamento adecuado.

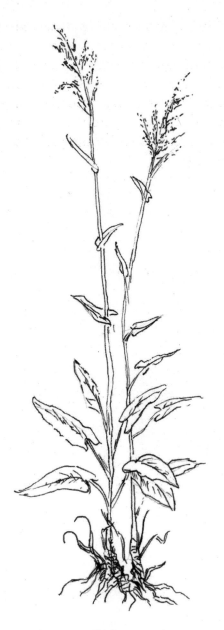

Rumex

El tratamiento homeopático

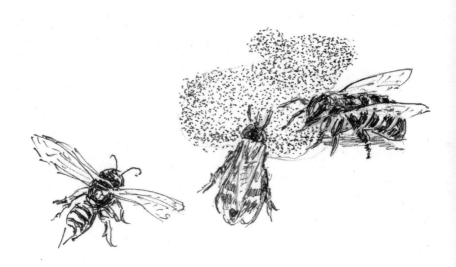

18

¿Cuál es el objetivo de la homeopatía?

Al estimular los recursos y las capacidades del organismo, la homeopatía provoca la reacción curativa de forma espontánea, a la vez que intenta disminuir la intensidad de los síntomas y evitar las recidivas al permitir el desarrollo de la inmunidad necesaria para combatir la enfermedad. Su objetivo no es eliminar microbios, bacterias o parásitos, sino estimular las defensas del cuerpo para derrotarlos. Y es que, tal como dijo Louis Pasteur, «el virus no es nada, el terreno lo es todo».

Así, en las enfermedades agudas, la intención del tratamiento homeopático es la de lograr que la evolución natural de la enfermedad se dirija hacia la curación y evitar la tendencia a la cronicidad.

Otro tema es el de las enfermedades crónicas. Estas, tal como dice el nombre, son enfermedades que se establecen en el organismo y no llevan a la curación espontánea, sino a la reaparición de fases agudas. En estos casos, el propósito terapéutico de la homeopatía consistiría en disminuir la intensidad de los síntomas y evitar las recidivas durante largos períodos de tiempo o, incluso, definitivamente.

19

¿Cuáles son las ventajas e inconvenientes de la homeopatía?

En cuanto a las ventajas del uso de la medicina homeopática, cabe destacar:

- Su gran seguridad y tolerabilidad debida a la ausencia de toxicidad.
- La dosis del medicamento es independiente de la edad y el peso del paciente.
- Los efectos indeseables suelen ser escasos y transitorios.
- Se puede aplicar en cualquier etapa de la vida sin ningún riesgo.
- Se puede tomar durante el embarazo y la lactancia.
- Es efectiva en patologías para las que no hay tratamiento en la medicina convencional.
- Su bajo coste.

Respecto a los inconvenientes, podemos considerar que:

- En muchos países no está integrada en el sistema sanitario público, aunque algunas empresas aseguradoras la incluyen en sus prestaciones.
- Todavía son pocos los médicos que tienen una información adecuada, aunque cada año su número aumenta en todo el mundo.
- El elevado intrusismo profesional que sufre por la falta de legislación en muchos países.
- La escasa información de buena parte de la población acerca de ella.
- Los prejuicios a los que está sometida.

20

¿Cuándo puede estar indicado un tratamiento homeopático?

Al ser una terapéutica reguladora, la homeopatía puede demostrar su eficacia en el tratamiento de cualquier enfermedad y ser aplicada a cualquier enfermo, sea cual sea su edad.

Al estimular las defensas del organismo, el tratamiento homeopático es efectivo tanto en la prevención y el tratamiento de enfermedades agudas como la gripe, los resfriados, la otitis, las diarreas, las cefaleas..., como para evitar recaídas en enfermedades crónicas, tales como el asma, la bronquitis, las alergias, el estreñimiento, los problemas de piel, el reumatismo... En el campo de la pediatría, la homeopatía obtiene grandes resultados, ya que la capacidad de respuesta del niño es, generalmente, muy elevada. La tendencia a enfermar disminuye, las enfermedades agudas se solucionan con gran rapidez y el niño crece de una forma más sana.

Los enfermos que están sujetos a tratamientos agresivos o que toman gran cantidad de fármacos pueden ver disminuida la capacidad de respuesta de su organismo. El tratamiento homeopático puede beneficiarlos y ayudar a mejorar su calidad de vida; e, incluso en los casos terminales o sin vitalidad, la homeopatía puede contribuir a paliar los síntomas del enfermo.

Hay algunas enfermedades que, por sus características y agresividad, deben ser tratadas en un ámbito hospitalario o con fármacos químicos. En estos casos, la homeopatía también puede ejercer un efecto de ayuda aumentando la capacidad reactiva del enfermo.

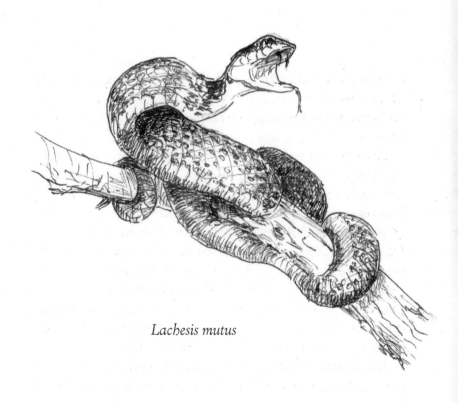

Lachesis mutus

21

¿Es cierto que la homeopatía es lenta?

En absoluto. La razón por la cual se dice que la homeopatía es lenta es porque se aplica, generalmente, para el tratamiento de enfermedades crónicas. De todos modos, la mejoría suele ser rápida si se prescribe el medicamento adecuado. Diversos estudios han demostrado que el 75% de los enfermos crónicos mejoran y que en muchos casos tienen resultados semejantes a los conseguidos por los tratamientos convencionales.

Si usted sufre de una enfermedad crónica, tiene la vitalidad deteriorada, enferma frecuentemente y ha seguido numerosos tratamientos alopáticos que los ha dejado en peores condiciones y desea favorecer las capacidades de su organismo, ¡tenga paciencia! El terreno no cambia de hoy para mañana. Necesita su tiempo para modificar todo aquello que le mantiene enfermo.

Sin embargo, si sufre una enfermedad aguda, y/o tiene buena vitalidad, la homeopatía puede actuar de forma muy rápida, pues el organismo está en estado de alerta y reacciona intensamente ante cualquier estímulo. Así, la mejoría puede aparecer en pocas horas porque el medicamento homeopático inicia su acción desde el momento en que entra en contacto con el cuerpo.

Esto no significa que en unos minutos ya esté curado. El organismo necesita su tiempo para reaccionar, equilibrarse y provocar la disminución o la desaparición de los síntomas. Aun así, podrá esperar una mejoría de su estado general en unas horas, especialmente si ha iniciado el tratamiento tras la aparición de los primeros síntomas.

22

¿Cuándo debemos consultar al médico homeópata?

No espere llegar a situaciones extremas para iniciar un tratamiento con homeopatía.

Acuda al médico homeópata ante cualquier alteración intensa o persistente de su estado de salud, si nota algún desequilibrio tanto físico como emocional, si sufre una enfermedad aguda o tiene recaídas de algún proceso crónico, si sufre estrés, o para equilibrar su sistema inmunológico.

También es recomendable visitar regularmente a su médico homeópata una o dos veces al año de manera preventiva, para mantener una buena salud.

Es demasiado frecuente que acudan a nuestra consulta personas desahuciadas por la medicina convencional o que toman muchos fármacos y deciden buscar una medicina alternativa que no les provoque tantos efectos secundarios. Lo ideal es decidir qué tipo de tratamiento quiere hacer usted antes de llegar a esta situación.

Y, por favor: ¡no se prescriba a sí mismo!, puede retrasar un diagnóstico necesario para su tratamiento.

23

La homeopatía, ¿puede tratar cualquier enfermedad?

Si tenemos en cuenta que la homeopatía no trata las enfermedades, sino a los enfermos, podríamos decir que cualquier enfermo puede ser tratado con homeopatía, independientemente de cuál sea su enfermedad.

Igual que cualquier otro sistema médico, la homeopatía tiene sus limitaciones en función de la capacidad de respuesta del enfermo, de la enfermedad que sufra y de su carga hereditaria. Por eso hay enfermos incurables con enfermedades leves, y otros, curables con enfermedades más graves.

No debemos olvidar que hay enfermos que necesitan ciertas sustancias que su organismo no es capaz de producir. Este sería el caso, por ejemplo, de un diabético insulinodependiente que no puede suprimir la administración de insulina. Aun así, parte de estos pacientes, al potenciar su organismo, pueden llegar a reducir las dosis de insulina en función de los índices de glucemia y, siempre, bajo un estricto control médico.

24

Se dice que la homeopatía solo es azúcar y actúa por sugestión. ¿En qué se basa esta teoría?

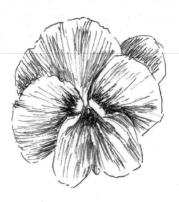

Viola

Aunque numerosas publicaciones médicas han demostrado que la homeopatía no actúa por sugestión, los escépticos siguen insistiendo que se compone solo de agua o azúcar y atribuyen sus éxitos al hecho de que el médico homeópata escucha a sus pacientes y es amable con ellos. Sin embargo, esta teoría no se sostiene con los niños o los animales, que no saben lo que se les da, pero tratados con homeopatía mejoran rápidamente en las enfermedades agudas y disminuyen las recaídas en las enfermedades crónicas. Y tampoco se sostiene en los casos en que un primer medicamento no provoca mejoría, y la confianza, la sugestión o la fe en la homeopatía disminuyen, pero la mejoría aparece, al fin, con la prescripción de un nuevo medicamento. ¿Quién puede así negar la evidencia de las curaciones que cada día experimentan gran cantidad de pacientes tratados homeopáticamente?

Es, no obstante, cierto que algunos pacientes experimentan una mejoría temporal o definitiva de parte o de todos sus síntomas por el trato y las palabras del médico homeópata. Pero el buen trato no es exclusivo de estos facultativos y, afortunadamente, también hay muchos médicos que no practican la homeopatía que invierten un tiempo en escuchar a sus pacientes, son amables con ellos y les inspiran confianza. Esto es algo que todo médico debiera poner en práctica, independientemente del tipo de terapéutica que aplique, pues, en algunos casos, el poder de la palabra puede hacer innecesario un tratamiento farmacológico, sea del tipo que sea, y, en otros, predisponer al inicio de la curación, dejando el resto al medicamento.

25

¿Cuáles son las limitaciones de la homeopatía?

Como cualquier otra terapéutica, la homeopatía también tiene sus límites debido a la capacidad de reacción del enfermo, a la evolución de la enfermedad o a la inexistencia del medicamento que necesita.

Así pues, en los casos en que la persona está muy debilitada, el tratamiento homeopático puede verse condicionado porque el organismo del enfermo no es capaz de reaccionar ante el medicamento, o incluso se podrían agravar sus síntomas si no se han valorado previamente las posibilidades terapéuticas que el medicamento pueda ejercer sobre él. Debemos, pues, ser muy cautelosos y marcar los objetivos del tratamiento para no provocar empeoramientos y ayudar al enfermo a paliar sus síntomas, aunque sea de forma parcial.

Otra limitación de la homeopatía deriva de su grado de introducción en la sanidad pública. Aunque en algunos países, como el Reino Unido, Francia, México, la India o Cuba, esta terapéutica médica puede ser ejercida en este ámbito, y en alguno de ellos está financiada por el gobierno, en otros todavía no se le ha otorgado este privilegio, lo que dificulta su expansión en todos los niveles sociales.

26

¿Qué riesgos tiene la homeopatía?

La homeopatía como método terapéutico no tiene riesgos, pero, como cualquier tratamiento, puede fallar por un mal diagnóstico del paciente o por una intención terapéutica errónea.

Por este motivo, es fundamental que quien la practique sea un médico especializado en homeopatía y, por lo tanto, debidamente capacitado para establecer un correcto diagnóstico, pronóstico y tratamiento de la enfermedad.

27

¿Es cierto que la homeopatía no necesita pruebas diagnósticas?

El médico homeópata tiene la obligación ética y profesional, como cualquier médico convencional, de recurrir a un minucioso interrogatorio, al examen físico del enfermo y a solicitar todas las pruebas complementarias que sean necesarias, tales como análisis y estudios radiológicos, para un correcto diagnóstico clínico. Del mismo modo, la homeopatía, al igual que la medicina convencional, cuenta con la cirugía como método paliativo cuando es estrictamente necesaria.

28

¿Qué relación tiene la homeopatía con las demás terapéuticas holísticas?

El concepto de «holístico» se aplica a todo aquello que considera que un sistema completo se comporta de un modo distinto a la suma de sus partes y que estas interaccionan entre ellas de un modo constante.

Pues bien, si este concepto lo aplicamos a los seres vivos (personas y animales), una terapéutica holística será aquella que considera que las distintas partes del cuerpo se afectan cuando alguna de ellas sufre una alteración, teniendo en cuenta todos los síntomas que puedan aparecer en el transcurso de la enfermedad, aunque no parezcan directamente relacionados con ella.

Podemos considerar la homeopatía como una medicina cien por cien holística porque, al tratar la enfermedad, tiene en cuenta toda la persona y no la divide en parcelas de órganos afectados. La homeopatía no trata una cabeza, un pie, un estómago o cualquier otro órgano por separado, sino un ser vivo enfermo que sufre una alteración general (no solo de una parte de su cuerpo) que expresará mediante unos síntomas, directa o indirectamente relacionados con la enfermedad que los causa.

Si la comparamos con las demás terapéuticas holísticas, vemos que, a diferencia de todas las demás, la homeopatía es la única que basa su tratamiento en la administración de medicamentos aplicados según la Ley de Similitud y, además, se apoya en el diagnóstico clínico médico para prescribir el tratamiento y establecer el pronóstico y el seguimiento del paciente.

Si, por otra parte, la comparamos con la acupuntura o la medicina tradicional china, vemos que estas se basan en un diagnóstico particular. En cuanto a la reflexoterapia, las flores de Bach, la cromoterapia, la aromaterapia..., no precisan diagnóstico clínico ni tratan al enfermo mediante medicamentos.

29

¿Puedo compaginar la homeopatía con otros tratamientos?

En caso de que usted deba compaginar la homeopatía con cualquier otro tratamiento, sea energético como la acupuntura y la reflexología, o biológico como la fitoterapia, los oligoelementos o la micronutrición, es preferible que los incorpore de forma paulatina para poder atribuir a cada tratamiento su resultado y observar si aparecen interferencias que modifiquen la respuesta al medicamento homeopático.

Pero si usted ha de compaginar homeopatía con un tratamiento convencional, puede hacerlo sin ningún problema, aunque, en algunas ocasiones, la reacción curativa del propio organismo podría verse ligeramente afectada por los medicamentos alopáticos y responder con menor intensidad a los homeopáticos.

Supongamos un proceso agudo en el que se prescriba un medicamento homeopático con el objetivo de regular la inflamación y, a la vez, se añada un antiinflamatorio convencional. Pueden suceder dos cosas: que desaparezca el efecto provocado por el medicamento homeopático o que la acción de los dos medicamentos se sume y aparezca una acción más intensa. Por este motivo, especialmente en estos casos, deberemos vigilar la evolución del enfermo para modificar los tratamientos si es necesario.

En el caso contrario, si usted está siguiendo un tratamiento convencional, la incorporación de un medicamento homeopático podría provocar una mejoría de su estado general al favorecer la capacidad reactiva del organismo.

En estos casos, siempre en función de la evolución y bajo un estricto criterio médico, podría plantearse la posibilidad de reducir algunos fármacos en pacientes que sufren enfermedades crónicas que no les permiten abandonar totalmente el tratamiento alopático.

30

¿Puedo retirar los medicamentos alopáticos si me trato con homeopatía?

No abandone por su cuenta ningún tratamiento, pues algunos fármacos producen dependencia y/o reacciones de rebote si se abandonan de forma repentina. Déjelo en manos de su médico, que tiene los conocimientos necesarios para valorar la posibilidad de retirarlos y cómo hacerlo, si es posible, cuando inicie el tratamiento homeopático.

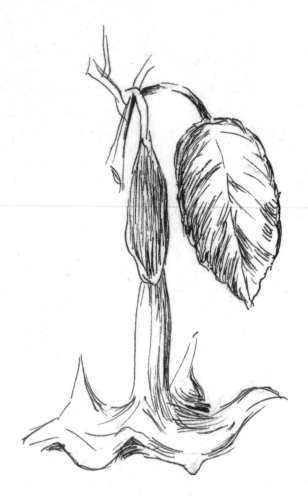

Datura stramonium

31

¿Pueden darse reacciones adversas entre los medicamentos homeopáticos y los alopáticos?

Todos los medicamentos homeopáticos tienen registradas oficialmente unas fichas técnicas para consignar las reacciones adversas derivadas de su toma y, hasta el momento, no consta que alguno de ellos pudiera haber provocado reacciones contrarias o interacciones con las medicinas convencionales.

Podemos considerar, pues, la inexistencia de reacciones adversas conocidas entre los medicamentos homeopáticos y los alopáticos.

El motivo de que no se produzcan estas reacciones es debido al hecho de que ambos medicamentos actúan por principios distintos. Los alopáticos basan su acción en un principio químico y los homeopáticos en uno físico, por lo que la seguridad es máxima y el riesgo mínimo.

Aun así, es aconsejable evitar las mezclas si no es estrictamente necesario para que el organismo pueda responder, con toda su capacidad autocurativa, al impulso provocado por el medicamento homeopático.

Ello no obsta para que, en algunos casos urgentes, si no

se prescribe de forma rápida el medicamento homeopático, pueda estar justificada la combinación de las dos terapéuticas para el beneficio del paciente.

32

¿Puedo hacer un tratamiento homeopático si tomo flores de Bach?

Las flores de Bach son infusiones naturales extraídas de flores silvestres que actúan sobre los estados emocionales que, según el doctor Edward Bach, causan enfermedades cuando están en desequilibrio.

Aunque la forma de preparación y la capacidad terapéutica de las flores de Bach no tiene nada que ver con la de los medicamentos homeopáticos, son dos terapéuticas que tratan el desequilibrio originado por la enfermedad. Por esto, y para que no puedan interferir unas con otras, es preferible no mezclar ni compaginar la homeopatía con las flores de Bach, al menos hasta que se produzca un cambio estable en el enfermo que podamos atribuir a una u otra terapéutica.

33

¿En qué se diferencian una consulta homeopática de una convencional?

En una consulta convencional, el médico procurará conocer la mayor cantidad de síntomas del enfermo, que le guiarán hacia un determinado diagnóstico para proceder al tratamiento adecuado, sin valorar la forma de sufrir la enfermedad por parte del paciente. Es decir, tratará la enfermedad sin tener en cuenta las características personales que desarrolla cada enfermo. Por ello, ante una misma enfermedad, la medicina convencional suele aplicar el mismo tipo de medicamentos o de protocolos de actuación.

En cambio, en una consulta homeopática, tratamos de obtener una visión más personal del enfermo. No intentamos conocer únicamente los síntomas de la enfermedad para hacer un diagnóstico, sino que hacemos un estudio global detallado e individualizado de los mismos para proceder a la búsqueda del medicamento más adecuado para cada caso. La medicina homeopática no prescribe los mismos medicamentos para las mismas enfermedades, sino los que correspondan a la forma de enfermar de cada paciente, según los síntomas individuales que haya desarrollado.

34

¿Por qué el homeópata hace tantas preguntas?

La homeopatía no establece el tratamiento médico únicamente en función del diagnóstico de la enfermedad, sino también en función de la relación de similitud entre los síntomas del enfermo y los del medicamento, teniendo en cuenta el modo particular de desarrollar cualquier enfermedad, ya que no hay dos personas iguales. Por eso es tan necesario conocer bien al paciente y los mínimos detalles de su reacción personal ante la enfermedad, tanto en los síntomas físicos como emocionales que desarrolla y que forman parte integral de él.

Esto explica por qué los médicos homeópatas hacemos tantas preguntas. Todos los detalles que podamos obtener sobre el modo particular de enfermar de cada paciente son de gran importancia para hallar el medicamento más semejante posible que le ayude a superar su enfermedad.

35

¿Cómo se prescriben los medicamentos homeopáticos?

No hay una forma preestablecida en la prescripción de medicinas homeopáticas. Aunque la receta más conocida en la homeopatía clásica es la de gránulos y/o glóbulos para disolver en la boca, también se puede prescribir en líquido, comprimidos, supositorios o inyectables.

Los gránulos (más grandes) se prescriben, generalmente, para mayor comodidad, cuando el medicamento debe ser tomado frecuentemente. Se presentan en tubos con dosificador.

En cambio, los glóbulos (más pequeños) son adecuados cuando el medicamento se toma en una sola dosis o en frecuencias distanciadas, pues, por su menor tamaño, son más difíciles de manipular.

La capacidad de acción del medicamento homeopático no depende de la cantidad de glóbulos o gránulos que se tomen, sino de la información contenida en función del origen del medicamento y de su potencia. Es por eso que no se puede hablar de una fórmula universal en cuanto a la cantidad de gránulos o glóbulos prescritos.

En algunas ocasiones, estos se pueden prescribir disueltos en agua (es el llamado método PLUS). Habitualmente, este método, con medicamentos a potencias LM, se utiliza para tratar a personas muy sensibles o enfermos graves, o bien en enfermedades agudas que requieren un medicamento en alta potencia, con el fin de evitar posibles agravaciones.

36

¿Son muy largos los tratamientos homeopáticos?

Esta pregunta tiene distintas respuestas según el objetivo del tratamiento:

- En las enfermedades agudas, el resultado suele ser muy rápido. Algunas veces podemos ver una respuesta desde la primera toma de medicamento, pero es frecuente que el organismo necesite un breve espacio de tiempo para reaccionar y combatir la enfermedad por sí mismo. El tratamiento se suspende cuando se supera la enfermedad. Recordemos que no se trata de suprimir síntomas, sino de actuar sobre la causa de los mismos.

  Quisiera puntualizar que no es lo mismo una enfermedad aguda que la agudización de una enfermedad crónica. En el segundo caso, al mejorar el paciente, es necesario seguir un tratamiento de fondo para mantener el equilibrio de la persona todo lo posible, por lo que requerirá un tratamiento más prolongado hasta que los síntomas de las agudizaciones no reaparezcan.

- En los casos crónicos el proceso de curación es más lento ya que la homeopatía trata de equilibrar a la persona y modificar un terreno profundamente afectado. Esto no es tan rápido ni tan sencillo, pues muchas veces la vitalidad está deteriorada; la capacidad de respuesta, disminuida, y la predisposición y susceptibilidad a enfermar son muy elevadas. Habitualmente, nos encontraremos con mejorías más lentas, pero, en muchos casos, a pesar de sufrir una enfermedad crónica, los pacientes logran una mejoría evidente poco después de iniciar el tratamiento homeopático, junto con una importante disminución de las recaídas.

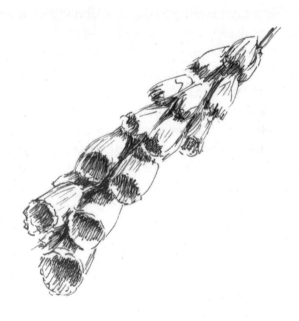

Digitalis purpúrea

37

¿Cuándo puedo dar por terminado un tratamiento homeopático?

En las enfermedades agudas, el tratamiento se puede dar por terminado cuando desaparecen todos los síntomas, tanto objetivos como subjetivos. Es aconsejable que esta decisión quede en manos de su médico, ya que es él quien valorará si los síntomas objetivos han desaparecido por completo, evitando así posibles recaídas.

En las enfermedades crónicas es importante que usted se someta a un control periódico para que su médico pueda valorar su estado general y, en caso de que lo considere necesario, prescribir el tratamiento adecuado para ayudarle a mantener el equilibrio el mayor tiempo posible.

38

¿Es cierto que para curarme, antes he de empeorar?

Esto es algo que puede suceder, pero no tiene por qué ser necesario.

El objetivo de la homeopatía es que la curación sea suave, rápida y permanente, sin provocar agravación alguna, aunque, en algunas ocasiones, al estimular el organismo, puede aparecer un aumento de la intensidad de algún síntoma físico por un corto espacio de tiempo, acompañado de una sensación de mejoría del estado general.

No debe usted preocuparse si la agravación de los síntomas es ligera y pasajera y tras ella aparece la mejoría, pues eso indica que el remedio es el adecuado y el pronóstico, bueno. Pero un exceso de medicamento o de sensibilidad en el paciente, podría provocar un empeoramiento intenso. En este caso, informe a su médico para que le indique lo que debe hacer y lo tenga en consideración en futuras prescripciones.

39

¿Qué debo hacer si me pongo peor?

Si, al seguir un tratamiento homeopático, aparecen nuevos síntomas o una agravación importante de los que ya tenía, contacte con su médico para que le aconseje sobre lo que debe hacer.

Mientras esto no sea posible, suspenda el tratamiento y observe los cambios que se vayan sucediendo para informar, más tarde, a su médico.

Al mismo tiempo, intente tomar limón, vinagre, menta u oler productos alcanforados o mentolados. En algunas ocasiones, estas sustancias pueden interferir en la acción de ciertos medicamentos sobre el organismo y, de esta manera, mitigar el exceso de respuesta.

40

¿Puedo tomar el mismo medicamento que otra persona que sufra la misma enfermedad que yo?

Cada ser vivo es único, y esto quiere decir que cada uno de nosotros vive y sufre la enfermedad de una forma particular y distinta a los demás. Así, una persona puede necesitar un medicamento diferente a otra que sufra la misma enfermedad si los síntomas particulares que desarrolla son distintos.

Pongamos un ejemplo: en caso de tener una gripe con fiebre, cada persona la puede vivir de un modo distinto (unos con frío, otros con calor, unos con inquietud, los otros no se podrán ni mover, unos con sed, otros sin sed...). Esta variedad de síntomas también implica que el medicamento prescrito va a ser distinto para cada paciente y no se referirá exclusivamente a la enfermedad que estemos tratando.

41

¿Podemos usar los medicamentos homeopáticos por nuestra cuenta, o es necesaria una prescripción médica?

Como muchos medicamentos alopáticos, los homeopáticos pueden adquirirse libremente en las farmacias sin obligatoria prescripción médica. Pero, aunque esto sea así, es muy conveniente que consulte a su médico para que le prescriba el tratamiento más adecuado.

Como médico, le desaconsejo la automedicación, pues provoca un retraso en el diagnóstico, que en algunos casos puede resultar de vital importancia para iniciar un tratamiento adecuado. Solo cuando se trata de ligeras indisposiciones leves y pasajeras, y que no provoquen alteración del estado general (torceduras, pequeños golpes, picaduras, excesos en las comidas, quemaduras de primer grado —leves—...), es recomendable utilizar ciertos medicamentos indicados para aliviar los síntomas. Pero eso solo hasta que su médico le establezca el tratamiento apropiado en caso de que no mejore en un corto espacio de tiempo.

42

He tomado más dosis de las indicadas. ¿Qué me puede pasar?

Si usted se ha sobrepasado de las dosis indicadas y es sensible al medicamento, podría aumentar la intensidad de sus síntomas o, incluso, podrían aparecer síntomas nuevos (experimentación del medicamento). En ese caso, deje de tomar la medicina, ya que después de la agravación de los síntomas debería aparecer la mejoría. Si la agravación es muy intensa, informe a su médico, que le indicará lo que debe hacer para contrarrestar los efectos indeseados. Y si, por el contrario, usted no presenta agravación, aunque haya tomado más medicamento del prescrito, solo debe dejar de tomarlo y, a partir de ese momento, seguir las indicaciones iniciales que le hubiera dado su médico.

El tomar mayor número de glóbulos o gránulos de los prescritos, no tiene por qué provocar ninguna reacción importante. Pero si ello ocurriera, deje de tomar el medicamento e, igual que en el caso anterior, y especialmente si no aparece una mejoría posterior o la reacción fuera demasiado intensa, informe a su médico.

43

En caso de que esté amamantando a mi hijo, ¿qué le puede suceder si tomo medicamentos homeopáticos?

Si usted está amamantando a su hijo y no le interesa que él se vea afectado por el efecto del medicamento, tómelo después de alimentarlo.

En caso de que la intención sea tratarlo a él, tome el medicamento en el momento de la lactancia para que la información pase a su organismo a través de la leche. Este modo de prescripción, en el que la madre toma el medicamento y lo transmite al hijo a través de la leche, es utilizado por algunos médicos para tratar recién nacidos y lactantes maternos. De todos modos, y en función de la respuesta, se puede dar la medicina disuelta en agua (método PLUS) directamente al bebé.

44

¿Cómo y cuándo se deben tomar los medicamentos homeopáticos?

Habitualmente, los medicamentos homeopáticos (glóbulos y gránulos) se disuelven en la boca, a ser posible bajo la lengua. En los casos en que los tome disueltos (método PLUS), bañe bien la cavidad bucal con el líquido para que las mucosas entren en contacto directo con el mismo y se absorba rápidamente. Cuando la persona tratada es un niño, este suele masticar el medicamento; no pasa nada, pues al hacerlo lo pasea por la boca y el efecto no se ve perjudicado.

Para conseguir un efecto óptimo es aconsejable tomar los medicamentos lo más alejado posible de las comidas. En los casos en los que deba iniciar el tratamiento rápidamente, como puede suceder en las enfermedades agudas, no es necesario que espere unas horas. Empiece de inmediato, aunque esté comiendo, y siga con las tomas tal como le ha prescrito su médico porque, aunque ocasionalmente el efecto pudiera verse disminuido, no siempre es así y puede ganar un tiempo.

Los bebés, los pacientes diabéticos o los hipersensibles, pueden utilizar los medicamentos en disolución; es el llamado «método PLUS». Esta forma de tomar el medicamento consiste en hacer un «jarabe» disolviendo unos cuantos glóbulos del medicamento en agua destilada o, en su defecto, agua de botella (según la prescripción del médico) en un recipiente de cristal con tapa. Una vez cerrado, agítelo fuertemente antes de tomarlo.

Este método suele usarse en el tratamiento de enfermedades agudas, cuando es necesaria la repetición de un medicamento a alta potencia, o en la escala LM.

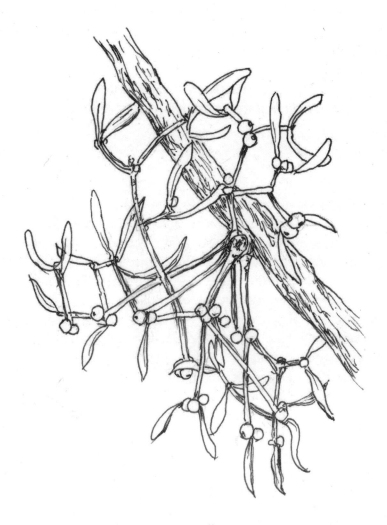

Viscum album

45

¿Qué puede anular
un tratamiento homeopático?

En general, un medicamento homeopático bien prescrito actúa aunque se tome durante la comida. El consejo de retirar ciertas sustancias se asocia al efecto que estas ejercen sobre el organismo, más que sobre el medicamento en sí. Por ejemplo, sabemos que los ácidos actúan sobre las glándulas salivares y disminuyen su secreción, la menta es vasoconstrictora, y el tabaco, el alcohol y el café actúan sobre el sistema vascular y nervioso, modificando el estado natural del organismo que pretendemos regular mediante el medicamento homeopático. Es aconsejable retirar estos productos o separarlos, lo máximo posible, de la ingesta de homeopatía, pues se consideran antídotos homeopáticos. El más conocido de estos antídotos es el alcanfor, pero también lo es la menta, los ácidos, los olores intensos, el alcohol, el tabaco, el café, el té y el chocolate. Por eso, es aconsejable lavar los dientes con dentífrico sin mentol y no tomar estas sustancias durante un tratamiento homeopático.

46

¿Qué medidas dietéticas debemos tomar durante un tratamiento homeopático?

El hecho de seguir un tratamiento homeopático no obliga a tomar medidas dietéticas drásticas. Sin embargo, es conveniente abstenerse de sustancias como el chocolate, el alcohol, el tabaco o el café, que ejercen un efecto excitante sobre el organismo y pueden interferir en su capacidad de regulación.

Los ácidos, como el vinagre o el limón, y los olores fuertes, como las colonias o los bálsamos mentolados o alcanforados, también se desaconsejan debido a que, en algunos casos, la respuesta a los medicamentos homeopáticos podría verse afectada.

47

¿Qué efectos secundarios puede provocar un medicamento homeopático?

Si tenemos en cuenta la definición de la Organización Mundial de la Salud (OMS), un efecto secundario es «cualquier reacción nociva no intencionada que aparece en dosis normalmente usadas en el ser humano para profilaxis, diagnóstico, tratamiento, o para modificar funciones fisiológicas».

Pues bien, si nos ceñimos a la definición de la OMS, los medicamentos homeopáticos son capaces de provocar una reacción no intencionada en el organismo, no por intoxicación, porque, al no contener sustancias en cantidades tóxicas, no pueden ser nocivos ni perjudicar a ningún órgano, sino por un aumento innecesario de la intensidad de los síntomas, provocado por una dosis excesivamente elevada para el paciente.

Supongamos un medicamento que tiene la capacidad de provocar, en una persona sana, la aparición de lagrimeo, ojos rojos y descarga nasal acuosa. Si este medicamento, correctamente prescrito, se da a una persona que presenta estos síntomas, el organismo responderá provocando una reacción autocurativa y la disminución o desaparición de estos, pero si el medicamento se toma en dosis excesivas, puede provocar un aumento de los mismos y que el paciente sufra una sensación excesiva de congestión, alergia o resfriado, de forma innecesaria antes de que aparezca la mejoría. Por este motivo, es muy importante valorar el estado del paciente, la enfermedad que padece, la capacidad de reacción y la sensibilidad del mismo, y evitar estos efectos indeseables, innecesarios para lograr una mejoría o la curación.

48

Los medicamentos homeopáticos, ¿pueden perjudicar nuestra salud?

La homeopatía tiene fama de no hacer daño, pero creo que debemos tener muy claro lo que significan estas palabras.

Si bien es cierto que los medicamentos homeopáticos carecen de capacidad de intoxicación, también lo es que un medicamento inadecuado puede provocar una agravación de los síntomas que, en algunos casos, podría llevar al paciente a un estado crítico. Por ese motivo, no debe aumentar por su cuenta la potencia de los medicamentos que toma con la falsa idea de que: a más fuerte, más rápido, porque un exceso de potencia o de frecuencia podría ser causa de este tipo de reacciones de un modo innecesario, a pesar de la inexistencia del riesgo de intoxicación.

Por ello, es necesario un conocimiento médico que permita valorar la capacidad reactiva del paciente en función de su enfermedad y evitar los efectos indeseables que pudieran aparecer.

49

¿Se puede usar la homeopatía para prevenir ciertas enfermedades?

Así como en la naturaleza podemos observar que las malas hierbas crecen más fácilmente en los campos desatendidos, la enfermedad aparecerá con más dificultad en un terreno cuidado que en otro que no lo esté.

La homeopatía es una terapéutica que equilibra y regula la respuesta del organismo ante las enfermedades. Esto implica que no tan solo puede utilizarse como curativa en procesos agudos o crónicos, sino también como preventiva para ciertas enfermedades; es decir, para mantener el terreno en un equilibrio que conserve el estado de salud y dificulte la aparición de la enfermedad.

El resultado es un aumento de la capacidad de defensa de nuestro organismo ante las agresiones externas. Por este motivo, se aconseja su utilización en los pacientes crónicos que sufren recaídas de su enfermedad y como preventiva de las epidemias invernales.

Es conocido el efecto de ciertos medicamentos homeopáticos para prevenir la gripe o las alergias, pero lo más importante es que el medicamento que nos regula y mantiene en estado de equilibrio facilitará que se produzca una menor incidencia de recaídas en las enfermedades crónicas y una mayor resistencia de nuestro cuerpo ante cualquier enfermedad aguda.

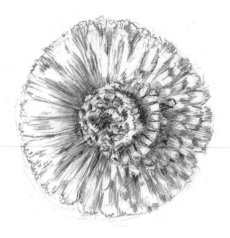

Caléndula

50

La homeopatía, ¿es eficaz para dejar de fumar o para adelgazar?

En el tratamiento del tabaquismo, la homeopatía se ha revelado, frecuentemente, efectiva. Para ello, existen numerosos medicamentos homeopáticos que disminuyen la respuesta a la abstinencia y dependencia.

En los casos de obesidad también podemos encontrar múltiples medicamentos homeopáticos con afinidad sobre las alteraciones del peso corporal y el apetito. El homeópata, sin embargo, precisará realizar un interrogatorio minucioso al paciente para determinar el medicamento más similar a su trastorno. Finalmente, el producto prescrito actuará desde dentro del organismo, equilibrando el sistema nervioso, generalmente implicado de forma directa en el exceso de peso.

51

La homeopatía,
¿puede curar un cáncer?

No hay, ni en homeopatía ni en alopatía, ningún medicamento que pueda asegurar curar el cáncer. Sí que existen tratamientos para ciertos tipos de cáncer, con resultados positivos cada vez más elevados, pero el éxito siempre depende del estado del paciente y de la evolución de la enfermedad.

Sin embargo, en muchos casos, la homeopatía puede ayudar a los pacientes a reducir algunos efectos indeseables de la quimioterapia y/o la radioterapia, mejorar su estado general y aumentar sus defensas.

En algunos hospitales del mundo se han desarrollado protocolos para el tratamiento de enfermos con cáncer, con resultados favorables en cuanto a curaciones, recidivas y mejoras sustanciales de los enfermos.

52

Durante el embarazo, ¿hay algún riesgo si tomo medicamentos homeopáticos?

No solo no hay ningún riesgo de toxicidad ni de interacción con otros medicamentos, sino que es muy aconsejable seguir un tratamiento homeopático durante el embarazo, ya que la ausencia de toxicidad le ofrece la posibilidad de seguir un tratamiento sin riesgo alguno para usted o su hijo.

Son muchas las mujeres que, durante el embarazo, se tratan con homeopatía para mejorar su estado general en caso de enfermar o para la preparación al parto y al posparto.

53

¿A partir de qué edad se puede tomar homeopatía?

La homeopatía, por su ausencia de toxicidad, se puede tomar en cualquier momento de la vida, desde el nacimiento hasta la vejez, y en cualquier estado fisiológico. Por este motivo, está altamente indicada en embarazadas, por la ausencia del riesgo de toxicidad del feto, en la que se usa tanto en el tratamiento de cualquier enfermedad como en la preparación al parto. En pediatría, los resultados son muy beneficiosos, ya que los niños tienen una gran capacidad de reacción y su respuesta suele ser muy rápida, tanto en los procesos febriles agudos (amigdalitis, bronquitis, otitis o gastroenteritis) como en los crónicos (asma o dermatitis). En los ancianos nos permite mejorar su calidad de vida.

54

¿Se pueden tratar los animales, con homeopatía?

Desde hace más de ciento cincuenta años, los medicamentos homeopáticos se utilizan para tratar a los animales de compañía. También se administran en la ganadería, en animales de competición como los caballos e, incluso, en animales salvajes. Cada vez son más numerosos los veterinarios homeópatas, así como los ganaderos que utilizan medicamentos homeopáticos, pues estos permiten tratar a los animales de una forma eficaz, sin efecto tóxico ni habituación.

55

¿Qué puedo hacer en caso de urgencia menor?

En homeopatía disponemos de muchos medicamentos indicados para las urgencias que le pueden ayudar a salir del paso en caso de necesidad. Para decidir qué medicamento puede tomar, se recomienda recurrir a algún manual sencillo, mientras localiza a su médico o acude a un servicio de urgencias donde le puedan atender. Recuerde que, para su seguridad, es aconsejable que se ponga en manos de un profesional de la salud.

En las farmacias especializadas puede adquirir botiquines que contienen los medicamentos más frecuentes para tratar cuadros agudos como diarreas del viajero, traumatismos, fiebres, picaduras, quemaduras..., que le pueden ser de ayuda, tanto en casa como en los viajes. En las páginas finales de este libro encontrará algunas indicaciones que le ayudarán a decidir qué medicamento aplicar hasta que localice a su médico.

Si suele tratarse con homeopatía y en algún caso no tuviera los recursos necesarios para hacerlo, no se preocupe si debe recurrir a la medicina convencional como herramienta médica alternativa. Lo importante es que haga el tratamiento adecuado para salir del conflicto urgente.

56

¿Está la homeopatía integrada en la Seguridad Social?

El grado de integración de la homeopatía en la Seguridad Social difiere según los países. En Francia, por ejemplo, está incluida en la sanidad pública desde 1967 y el Estado subvenciona tanto las consultas médicas como los medicamentos homeopáticos. En Brasil, se la considera una especialidad médica desde el año 1979 y está integrada en la medicina oficial, lo que también sucede en Alemania, Austria, Suiza y Hungría. En la India, existen numerosos hospitales e instituciones estatales que la practican, así como en el Reino Unido, que cuenta con hospitales dentro del Sistema de Salud Británico. En los Estados Unidos, la medicina homeopática está incluida en el Sistema Sanitario de Salud.

En España, la homeopatía todavía no está incluida en el régimen de la Seguridad Social, aunque algunas Comunidades Autónomas disponen de centros sanitarios públicos en los que se practica la homeopatía, a pesar de que los medicamentos homeopáticos no están subvencionados. Actualmente, muchas aseguradoras privadas observan el ejercicio de esta disciplina médica dentro de sus modalidades de asistencia.

Los medicamentos homeopáticos

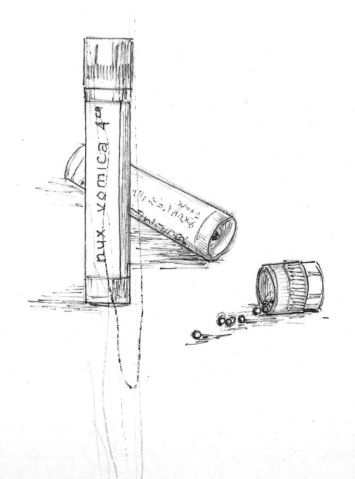

57

¿De qué están hechos
los medicamentos homeopáticos?

Los medicamentos homeopáticos se elaboran a partir de cualquier sustancia de origen animal, vegetal, mineral o de síntesis que, preparada de un modo específico y siguiendo estrictos procesos de dilución y dinamización (agitación), demuestra un potencial terapéutico.

Aproximadamente el 40% de los medicamentos homeopáticos son de origen vegetal; el 10%, de origen animal, y el restante 50%, de otros orígenes: mineral, químico...

Si bien es cierto que algunas de las sustancias utilizadas contienen toxinas, devienen inofensivas tras el proceso de elaboración del medicamento con sus sucesivas diluciones y agitaciones, siguiendo unos protocolos perfectamente definidos.

Estos medicamentos se impregnan en un excipiente de azúcar láctico inerte, de tamaño y formas distintas, según sean glóbulos, gránulos, comprimidos o, en algunos países, en forma de azucarillo.

58

¿Cómo se preparan?

El primer paso consiste en la extracción del principio activo de la sustancia, según su origen. Así, se realizará mediante tinturas madre (extracto de los principios activos de la planta), en caso de vegetales; mediante la trituración o disolución, en el caso de los minerales, en función de sus características; o mediante la extracción de los venenos, en los animales.

Posteriormente se pasa al proceso de las diluciones y agitaciones (dinamizaciones) sucesivas. El objetivo es hacer desaparecer la capacidad tóxica química de la materia prima y proporcionarle la capacidad energética física. Se actúa de este modo porque, si solo se diluyen las sustancias, llega un punto en que el medicamento pierde su capacidad terapéutica y no provoca ningún cambio en el organismo.

Así, para obtener una potencia 200, y siguiendo las normas europeas, se diluirá una gota del soluto en 99 gotas de solvente 200 veces, tras un proceso de 100 sacudidas en 10 segundos cada vez.

59

¿Dónde se elaboran?

Hasta hace unos años, debido a la ausencia de laboratorios homeopáticos en muchos países, los medicamentos se preparaban en las propias consultas médicas o en las farmacias especializadas. Actualmente, esto ha cambiado en la mayor parte de países debido a los requerimientos legales y tecnológicos que se aplican en cada Estado. Hoy, los medicamentos homeopáticos se elaboran en laboratorios farmacéuticos especializados y dotados de alta tecnología que cumplen todas las leyes vigentes, tanto en lo que respecta a la obtención de las materias primas y de los principios activos de cada medicamento, como en la preparación de las distintas potencias homeopáticas.

60

¿Dónde se pueden adquirir?

En Europa, los medicamentos homeopáticos están norma-
lizados dentro de la Ley del Medicamento y, por lo tanto, considerados como tales. Por este motivo, se venden única y exclusivamente en farmacias como cualquier otro medicamento
convencional y su producción está regulada por el Ministerio
de Sanidad y Consumo.

El conocimiento de los medicamentos homeopáticos, por
parte del farmacéutico, es importante en el momento de dis-
pensarlos. Este profesional puede aconsejarle en caso de que
observe alguna confusión en la prescripción. Es importante
recordar que, aunque el medicamento homeopático no tiene
la capacidad de intoxicar, sí puede provocar efectos indeseables, y esto debe ser tomado en cuenta, sobre todo en el caso
de pacientes ancianos, bebés, embarazadas, madres lactantes
y enfermos graves.

61

¿Tienen caducidad?

La legislación vigente en cada país obliga a fijar una fecha de caducidad máxima para los medicamentos homeopáticos, al igual que para los alopáticos. En Europa, esta fecha es de cinco años, aunque los medicamentos se conservan por más tiempo si se guardan en lugares secos y alejados de perfumes, sustancias volátiles y campos magnéticos (refrigeradores, televisores, ordenadores, microondas, aparatos de radio, teléfonos inalámbricos y móviles).

En caso de que usted tome algún medicamento homeopático caducado, no se preocupe. Lo único que puede suceder es que este no actúe con toda su capacidad. El hecho de no contener dosis químicas elimina el riesgo de intoxicación.

62

¿Cómo se presentan?

Los medicamentos homeopáticos se presentan, generalmente, en tubos de gránulos (grande) y de glóbulos (pequeño) de lactosa, conocidos popularmente como «bolitas». También pueden presentarse en gotas, comprimidos, ampollas bebibles, inyectables y supositorios, pero todos deben llevar el distintivo de Medicamento Homeopático. Los medicamentos unitarios solo contienen un principio activo y suelen presentarse en forma de glóbulos o gránulos.

Los gránulos (los mayores) se presentan en tubos de cuatro gramos con dosificador y contienen aproximadamente 70-80 gránulos. Por su comodidad, suelen ser los más indicados para las tomas frecuentes.

Los glóbulos (los pequeños) se presentan en tubos más pequeños, de un gramo, para una toma o fracciones. Son más incómodos para tomas frecuentes con poca cantidad de glóbulos.

Las gotas suelen ser adecuadas para personas con intolerancia a la lactosa o para los diabéticos.

Los medicamentos complejos contienen varios principios activos a distintas diluciones y suelen presentarse en comprimidos o gránulos de azúcar láctico, gotas en solución hidroalcohólica o supositorios.

También pueden encontrarse en forma de pomadas y geles, adecuados para aplicaciones tópicas locales.

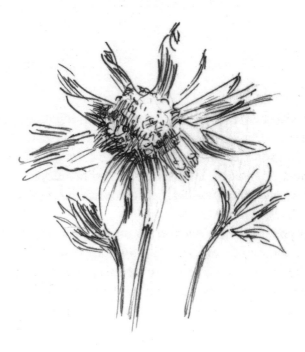

Arnica

63

¿Cómo se administran?

Generalmente, los medicamentos homeopáticos se administran en gránulos o glóbulos que deben ser disueltos bajo la lengua, separados de las comidas y, a ser posible, sin ningún sabor en la boca. Utilice el tapón como recipiente para la toma, pues tocar el medicamento con la mano puede contaminarlo y disminuir su eficacia.

Otro modo de administrar las medicinas homeopáticas es el conocido como «método PLUS». Este consiste en disolver los gránulos o glóbulos en un frasco de vidrio con agua destilada, a ser posible, o no clorada, en las proporciones recomendadas por su médico, agitando la dilución antes de cada toma.

64

¿Remedios o medicamentos?

Es un típico tópico llamar a los productos homeopáticos «remedios», como si esta palabra tuviera algo más de lo que debe tener un medicamento o estuviera relacionada con algo esotérico.

La homeopatía no se basa en la administración de «remedios», pues, aunque sus productos son buenos remedios para muchas personas, no dejan de ser medicamentos que cumplen, como tales, las exigencias sanitarias de cada país.

65

Si tengo una lesión en la piel, ¿cómo debo aplicar el medicamento homeopático?

Si le indican que haga fricciones en la piel con la dilución del medicamento homeopático, debe hacerlo en zonas sanas que no presenten ningún tipo de lesión o alrededor de las zonas afectadas.

Este método se puede utilizar en pacientes intubados a los que no podemos dar el medicamento por vía oral y la única forma de que entren en contacto con este es a través de la piel. También podría estar indicado para tratar pacientes con lesiones dérmicas (erupciones, quemaduras...).

En el caso de lesiones, como hematomas (moratones), picaduras, esguinces... en las que deba emplear alguna crema o gel, compuestos de varios medicamentos a bajas potencias, puede aplicarlas directamente sobre la lesión. Recuerde que si hay herida deberá aplicar la crema o gel alrededor de la misma.

66

¿Por qué no deben tocarse con los dedos?

Años atrás, los gránulos homeopáticos podían perder su eficacia al tocarlos, pues la impregnación del medicamento en el excipiente de azúcar láctico en forma de gránulo o glóbulo era solo superficial. Actualmente, aunque la fabricación es distinta y la impregnación del medicamento llega hasta capas más profundas, se sigue esta recomendación por razones de higiene. Así, los tubos de gránulos van provistos de un dosificador que permite administrar los gránulos sin tocarlos con las manos, por si tuviera en ellas alguna sustancia que pudiera interferir en la acción del medicamento.

Para manipular glóbulos (los de menor tamaño), puede depositarlos en el dorso de la mano, previamente limpia y sin ningún tipo de perfume, entre los dedos índice y medio, y colocarlos debajo de la lengua.

67

¿Qué diferencia hay entre glóbulos y gránulos?

La única diferencia que hay entre glóbulos y gránulos es la cantidad de excipiente de azúcar láctico en el que está impregnado el medicamento, por lo que no debe dar importancia al hecho de tomar unos u otros. No se preocupe por la cantidad de glóbulos o gránulos que tome porque no es necesario aumentar el número de glóbulos, en caso de haber tomado gránulos anteriormente, o viceversa.

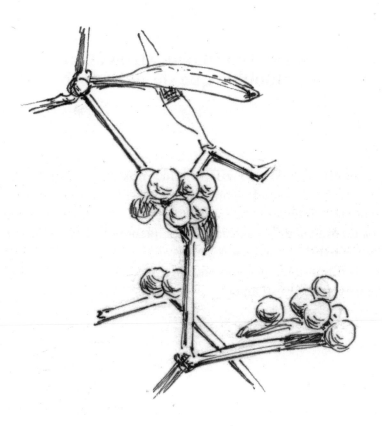

Viscum album

68

¿Da lo mismo tomar la misma cantidad de glóbulos que de gránulos?

La cantidad de glóbulos o gránulos no está relacionada con su tamaño. La información que dan al organismo es la misma, independientemente de que sean unos u otros. Lo único que los diferencia es la cantidad de excipiente en el que el medicamento está impregnado.

Lo importante es la potencia del medicamento, no la cantidad tomada ni su tamaño.

69

¿Por qué escoger glóbulos o gránulos?

La razón por la cual escogeremos unos u otros es la comodidad.

Los gránulos, al ser de mayor tamaño, son más cómodos y fáciles de manipular, ya que se presentan en tubos con dosificador para evitar que se toquen con las manos. Estos se suelen prescribir cuando un medicamento debe ser tomado con cierta frecuencia.

Los glóbulos, al ser más pequeños, son más difíciles de manipular y suelen ser prescritos para tomar en dosis únicas, aunque su efecto sea exactamente el mismo que el de los gránulos, según la cantidad tomada.

En caso de tener que tomar el medicamento diluido, los glóbulos, al ser más pequeños, se disuelven con más facilidad que los gránulos y, por ello, suelen ser más aconsejables.

70

¿Cuál es el excipiente
de los glóbulos y gránulos?

El excipiente de los glóbulos y gránulos es azúcar láctico inerte. Las distintas cantidades de sacarosa y lactosa que contienen vienen explicadas a continuación:

Para que pueda comparar con medidas conocidas para usted, tenga en cuenta que:

- Un terrón de azúcar contiene 5 gramos (g) de sacarosa.
- Un tubo de 80 gránulos contiene aproximadamente 3,4 g de lactosa.
- Cinco gránulos contienen 0,21 g de sacarosa y 0,04 g de lactosa.
- Una dosis de 1 g de glóbulos contiene 0,85 g de sacarosa y 0,15 g de lactosa.

La lactosa que se utiliza proviene generalmente de la leche de vaca y, como máximo, contiene 0,02% de proteínas de leche. En los gránulos, el contenido de lactosa es de 7,5 mg por gránulo, lo que equivale únicamente a 0,0015 mg de proteínas de leche.

71

¿Es cierto que el medicamento es más potente cuanto más diluido está?

Parece una contradicción a la razón porque en química, cuanta más sustancia, más fuerte es el medicamento, pero en homeopatía no hablamos de relación cantidad-efecto, sino de cualidad-efecto. En realidad, cuanto más se diluye y agita una sustancia, esta es capaz de provocar cambios más profundos y potentes en el organismo.

Por este motivo, los trastornos físicos más superficiales, los locales o las lesiones, necesitarán potencias bajas. Sin embargo, si padece una alteración más generalizada, una potencia baja no podrá modificar la reacción de nuestro cuerpo. En este caso, será necesario tomar un medicamento a potencia más alta (más diluido) para regular el efecto intenso o general provocado por esta alteración.

Imaginemos que tenemos una lesión localizada, sin que aparezca ninguna otra alteración. En esta situación, tomaremos un medicamento a baja potencia. Si la lesión nos provoca alteraciones funcionales, como dolores intensos o fiebre, tomaremos una potencia media, y si el golpe nos provoca alteraciones del comportamiento, como llanto, susto o irritabilidad, deberemos tomar una potencia más alta.

72

¿Cómo se descubren nuevos medicamentos homeopáticos?

Anteriormente, se investigaba sobre nuevos medicamentos, experimentando y anotando los efectos que provocaban en personas sanas.

Aunque estos estudios se realizaban según las premisas necesarias para una investigación científica, la sustancia experimentada no era conocida ni por el experimentador ni por la persona que la administraba. Llamadas «doble ciego», estas investigaciones se realizaban con unos experimentadores que recibían una sustancia que no contenía nada (placebo), mientras a otros se les proporcionaba el medicamento que se experimentaba. De este modo, se podían comparar los efectos provocados por la ingesta del medicamento y del placebo.

Este tipo de estudios se conocían como «experimentación pura del medicamento». Una vez conocidos los síntomas provocados de forma intensa y repetida en los experimentadores (patogenesia), se administraba de forma homeopática a los enfermos que presentaran esos mismos síntomas y así poder comprobar la capacidad curativa del medicamento experimentado.

En la actualidad, las cosas no son tan sencillas. En la

Unión Europea, los comités de ética que deben aprobar los ensayos clínicos no autorizan la experimentación en sujetos sanos. Un experimentador no puede actuar por libre; los delitos contra la salud están considerados delitos penales, por lo que, por desgracia, desde hace unos años, no se han podido experimentar nuevos medicamentos, a pesar de su ausencia de toxicidad. Además, para poder registrar un medicamento, se exigen ensayos clínicos muy difíciles de obtener porque exigen una indicación clínica, y en homeopatía, esto es muy difícil, ya que los medicamentos no sirven únicamente para tratar tal o cual enfermedad. Ya sabemos que un mismo medicamento puede estar indicado en procesos muy distintos, siempre y cuando los síntomas que desarrolle el enfermo estén incluidos en la patogenesia del medicamento.

La situación no está nada fácil y, a pesar de que los laboratorios trabajan para mantener los registros actuales, en algunas ocasiones se ven obligados a retirar algunos medicamentos de gran valor terapéutico aunque nunca se haya demostrado que sean perjudiciales.

73

El médico me ha prescrito un medicamento a una potencia y tengo otra más baja. ¿Obtendré el mismo efecto si aumento la cantidad de gránulos?

Los medicamentos homeopáticos actúan de un modo distinto a los alopáticos. Recuerde que su capacidad terapéutica no se basa en la «cantidad», sino en la «cualidad», y, por lo tanto, usted debe desechar la idea de que dos comprimidos de una potencia equivalen a uno de una potencia doble. En homeopatía no hablamos de cantidades químicas, sino de capacidad energética o de información física del medicamento. Por eso, es irrelevante la cantidad de gránulos o glóbulos que tome, pues la información es la misma.

Un gránulo de la 30 CH es igual a dos o más gránulos de la 30, pero no a dos gránulos de la 15 CH.

74

Soy diabético.
¿Qué precauciones debo tomar?

El excipiente de los glóbulos, gránulos y comprimidos está compuesto en un 15% de lactosa y en un 85% de sacarosa. Por este motivo, es aconsejable que la forma de presentación sea la de menor tamaño (glóbulo) y, por lo tanto, la que contenga la menor cantidad de excipiente.

En estos casos, la forma más segura de tomar el medicamento es la disolución acuosa. De este modo, evitaremos cualquier elevación de los niveles de glucemia. También se podría tomar solo algún glóbulo.

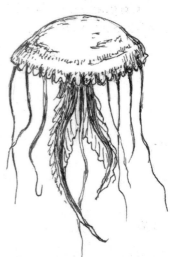

75

Tengo intolerancia a la lactosa. ¿Puedo tomar medicamentos homeopáticos?

Aunque la cantidad de lactosa es muy pequeña (cinco gránulos contienen 0,04 g de lactosa), no es aconsejable que tome los medicamentos en forma de gránulo, pero sí los puede tomar disueltos en agua de la siguiente forma:

Disolver tres glóbulos en 50-100 ml de agua no clorada y agitar fuertemente antes de cada toma de una cucharadita de la disolución.

76

¿Con qué frecuencia y por cuánto tiempo puedo tomar repetidamente un medicamento homeopático?

La frecuencia de las tomas del medicamento homeopático no sigue unas pautas preestablecidas como en el caso de los medicamentos alopáticos, pues no dependen de la concentración del medicamento en sangre para lograr su cometido. La repetición de las dosis dependerá de la potencia del medicamento, de la energía y de la capacidad de reacción del enfermo, de su estado general, y de la intensidad y tipo de enfermedad que padezca.

El criterio sobre la frecuencia y el tiempo de tratamiento corresponde a su médico. No deje de tomar la medicación por su cuenta, aunque se sienta mejor. Puede ser que el objetivo final aún no se haya logrado del todo e interrumpir el tratamiento podría entorpecer su proceso de mejoría o de curación.

77

¿Cuántos medicamentos homeopáticos hay?

Actualmente, la farmacopea homeopática consta de miles de medicamentos y cada uno de ellos se fabrica a distintas potencias, aunque los más utilizados sean, aproximadamente, un centenar. De estos, alrededor de unos cuarenta son conocidos, en homeopatía, como medicamentos policrestos o de amplio espectro, abarcan un gran campo de acción y nos permiten tratar la mayor parte de los enfermos. El resto pertenece al grupo de los semipolicrestos o a los pequeños medicamentos; de ellos se desconoce toda su capacidad de acción y, por este motivo, son menos utilizados.

78

¿Qué significan los números y las letras que acompañan al nombre del medicamento?

El número indica la cantidad de veces que se ha diluido el medicamento.

Las letras D o X y C, LM o Q significan la «escala» o porcentaje en que se ha realizado la dilución del medicamento:

- D o X (decimal): Para obtener las sucesivas diluciones de esta escala, se disuelve una gota de cada dilución anterior en diez de agua bidestilada. Ejemplo: la dilución 5DH o X significa que ha sido diluida cinco veces al 1/10.

- C (centesimal): Significa que cada vez se disuelve una gota de la dilución anterior en cien de agua (1%). Ejemplo: 5CH = diluida cinco veces al 1%.

- LM o Q: También pueden ser designadas como 0/n° de dilución (0/3 para la 3 LM; 0/6 para la 6 LM; 0/9 para la 9 LM...). Es el método de potenciación cincuentamilesimal. Es decir al 1/50.000.

Las letras H, K y TM significan el tipo de «dinamización» y el modo de preparación del medicamento:

La H significa Hahnemanniana y responde a la forma original de fabricación de los medicamentos tal y como lo hacía Hahnemann, utilizando en cada potencia o dilución un recipiente nuevo.

La K significa Korsakoviana. Esta letra indica una forma de fabricación en la que cada dilución se prepara aprovechando el mismo recipiente tras vaciarlo y llenarlo de nuevo con 100 ml de agua, pues se considera que la cantidad de líquido que queda en las paredes del recipiente es de 1 ml. Este método se utiliza para facilitar la fabricación de los medicamentos, pues, actualmente, con la cantidad existente, es prácticamente imposible, por problemas de espacio y tiempo, fabricarlos todos como en los orígenes de la homeopatía.

La TM, o tinturas madre, son los extractos de las plantas que no se han sometido a ningún proceso de dilución o dinamización.

79

¿Por qué tienen esos nombres tan raros?

El hecho de que el nombre de los medicamentos homeopáticos sea tan «raro» se debe a que está expresado en latín. Este nombre corresponde a la nomenclatura original de la materia prima de la que proviene el medicamento, independientemente de que su origen sea una sustancia animal, vegetal o mineral.

Además, esta nomenclatura, al ser universal, cuenta con la ventaja de ser la misma en todos los países del mundo. Gracias a esta invariabilidad, usted podrá encontrar la medicina que precise en cualquier país con más facilidad.

Sin embargo, en el mercado encontramos algunas excepciones. Nos referimos, por ejemplo, a los medicamentos complejos (con varios componentes) con indicación terapéutica, que pueden tener nombres comerciales distintos, según cuál sea el laboratorio fabricante.

80

¿Por qué muchos medicamentos homeopáticos no llevan prospecto?

Recuerde que el medicamento homeopático se prescribe por la relación de similitud existente entre los síntomas que es capaz de producir el medicamento y los que desarrolla el enfermo, y no por la relación existente entre medicamento y enfermedad.

Por este motivo, los medicamentos homeopáticos no llevan indicaciones. No olvidemos que, frente a una misma enfermedad, cada persona reacciona de un modo distinto y puede necesitar medicamentos distintos.

Sin embargo, en las farmacias podemos encontrar medicamentos con ciertas indicaciones (tos, gripe, alergias, sobrepeso, ansiedad...). La mayor parte contienen distintos principios activos a bajas diluciones (complejos homeopáticos) y están indicados para procesos comunes superficiales o como tratamiento sintomático para aliviar síntomas, pero no son suficientes por sí mismos para curar al enfermo.

El medicamento es homeopático (similar) a nuestra forma de reaccionar ante la enfermedad, no a la enfermedad en sí. Por este motivo, la mayor parte de los medicamentos homeopáticos no llevan indicaciones.

81

¿Existe algún medicamento anticonceptivo homeopático?

La homeopatía no tiene la capacidad de suprimir las funciones naturales del organismo. Su capacidad es reguladora y moduladora, por lo que es capaz de ayudar al organismo a regular cualquier función alterada (ovulación, menstruación, capacidad de fecundación).

Al ser la ovulación una función natural del organismo, la homeopatía no puede suprimirla. Es por esto que no existe ningún anticonceptivo homeopático.

82

¿Pueden producir alergias, los medicamentos homeopáticos?

Una de las enormes ventajas de la homeopatía reside en que los medicamentos homeopáticos, al no contener dosis elevadas de medicamento, no tan solo no pueden producir alergia, sino que están indicados, con total seguridad, en personas alérgicas.

No obstante, es preciso tener en cuenta que los medicamentos a potencias muy bajas, así como los que contienen tinturas madre, todavía mantienen moléculas de principio activo y, aunque hasta ahora no se ha registrado ningún caso en que un medicamento homeopático haya sido causante de algún tipo de reacción alérgica en relación a su origen, es mejor tener precaución con las dosis bajas en personas muy sensibles.

Los médicos y farmacéuticos especializados en homeopatía conocen las propiedades químicas y tóxicas de las materias primas empleadas para fabricar los medicamentos homeopáticos. Por eso, ante cualquier duda, debe consultar con ellos.

83

¿Qué contraindicaciones tienen?

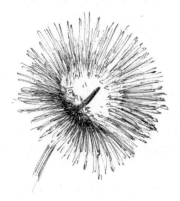

Erigeron

Los medicamentos homeopáticos **no tienen contraindicaciones** como las conocidas en alopatía. No hay interacciones químicas entre ellos ni con los medicamentos convencionales, pero le aconsejo que tenga en cuenta algunas observaciones:

- En algunas ocasiones, como en la fiebre, pueden aumentar la respuesta a los antitérmicos y provocar un mayor descenso de la temperatura. Por ello, si quiere tomar un medicamento homeopático, es aconsejable esperar a que el efecto de estos empiece a disminuir para tomarlo.

- En los pacientes graves, muy sensibles o con poca capacidad reactiva, los medicamentos homeopáticos pueden provocar agravaciones de un modo totalmente innecesario.

84

¿Qué medidas debo tomar durante un tratamiento con homeopatía?

- Evite el café, té, alcohol, menta, chocolate, vinagre, limón, tabaco.

- Mientras siga el tratamiento, aléjese de los productos alcanforados o muy olorosos, como ambientadores o perfumes.

- Tome el medicamento, a ser posible, separado de las comidas y sin ningún sabor en la boca.

- Use el dosificador y coloque el medicamento bajo la lengua.

- Preferiblemente, no lo mezcle con otros medicamentos.

- Cepille sus dientes con pasta no mentolada.

85

¿Por qué a veces se disuelven en agua?

El hecho de que, a veces, se disuelva el medicamento en agua depende de la intención terapéutica y de la sensibilidad del paciente.

El motivo principal es evitar el riesgo de las posibles agravaciones que pudieran aparecer en caso de que se deba tomar repetidamente el medicamento o de que el enfermo fuera muy sensible a los tratamientos.

Esta fórmula permite un margen de seguridad en los medicamentos a potencias elevadas o cuando el medicamento prescrito esté en una escala LM.

86
¿Cómo actúan los medicamentos homeopáticos?

Numerosos estudios científicos han demostrado repetidamente la efectividad clínica de la homeopatía y han comprobado que las altas diluciones producen un efecto biológico. Actualmente, las investigaciones científicas sobre el mecanismo de acción del medicamento homeopático se están realizando en el campo de la física cuántica[3], aunque todavía no se han alcanzado conclusiones definitivas.

Los investigadores científicos coinciden al afirmar que el medicamento homeopático actúa por un principio físico, y no químico. Este principio físico es capaz de desencadenar una reacción biológica que regula la respuesta de nuestro organismo, le devuelve el equilibrio y, por lo tanto, el estado de salud.

Las investigaciones del doctor Louis Rey en el campo de la física han demostrado que el agua en la que se disuelven distintos medicamentos homeopáticos presenta una termolu-

---

3. La física cuántica o la mecánica cuántica (conocida también como mecánica ondulatoria), es una de las ramas principales de la física, que explica el comportamiento de la materia y de la energía.

miniscencia distinta para cada uno de ellos en función de la potencia y el medicamento disuelto.

Asimismo, el doctor Luc Montagnier, premio Nobel de Medicina en el 2008 por descubrir el virus de inmunodeficiencia humana (VIH), afirma que: «Se ha observado que ciertas sustancias diluidas en el agua hasta el punto en que ya no queda materia, registran vibraciones distintas en sus moléculas. Estas diluciones son capaces de reconstruir la información genética de la materia». Aplicada a la homeopatía, esta afirmación podría abrir un campo de investigación para demostrar que hay estructuras en el agua que son inducidas por vibraciones electromagnéticas, así como para constatar la influencia que esa sustancia primitiva ejercería sobre el organismo, aunque no quedara ni una sola molécula del original. Este descubrimiento abre un campo muy interesante en el estudio del mecanismo de acción de los medicamentos homeopáticos.

El agua puede conservar la forma y la información del principio activo de la molécula.

87

¿Dónde se deben guardar los medicamentos homeopáticos?

Los medicamentos homeopáticos deben ser almacenados o guardados en lugares alejados de cualquier electrodoméstico que pueda crear campos magnéticos o emitir algún tipo de ondas electromagnéticas que pudiera modificar su información energética. Así, neveras, microondas, radios, ordenadores, televisores, teléfonos inalámbricos o móviles, cocinas de inducción o cualquier antena, deben ubicarse lejos de nuestro botiquín homeopático. También es aconsejable conservar los medicamentos en lugares alejados del calor y la humedad, pues los glóbulos podrían deshacerse.

Lo ideal es guardar los medicamentos dentro de una caja metálica o en el propio botiquín colocado en algún lugar protegido de la luz, calor, humedad y campos magnéticos.

88

Si viajo, ¿cómo debo transportar los medicamentos homeopáticos?

Si usted ha de viajar y lleva consigo medicamentos homeopáticos, es aconsejable incluir en el equipaje un botiquín con las medicinas que use más frecuentemente, las aconsejadas para casos agudos: diarreas, golpes, esguinces, insolaciones, fiebres, picaduras, mareo de coche, indigestiones o miedo a volar, y, además, las que suele tomar normalmente. En las farmacias se pueden adquirir botiquines que incluyen algunas indicaciones. En caso de tener su propio botiquín, le aconsejo solicite a su médico que le anote lo más importante en función del viaje a realizar. En muchas ocasiones, estas pequeñas precauciones le podrán sacar de un apuro.

Se ha hablado mucho de los efectos que los rayos X ejercen sobre los medicamentos homeopáticos. Algunas publicaciones hablan de que pueden verse afectados por exposiciones prolongadas; por este motivo, en caso de viajar frecuentemente en avión o en tren le aconsejo que lleve consigo las medicinas e intente evitar que pasen por la cinta transportadora de rayos X. Recuerde que las maletas también están expuestas a estas radiaciones.

Coloque sus pertenencias en la cinta transportadora, muestre el botiquín, explique que lleva medicamentos homeopáticos y pida que no pase por la cinta de rayos X. Muchas veces suelen abrirlo para mirar su contenido y, si no ven nada inusual, aceptan la petición. Si no es así, páselos por la cinta y, en caso de que hayan pasado repetidamente por rayos X, renuévelos por precaución.

Procure que en su botiquín quede muy claro, en su lengua y en inglés (por ser el idioma más internacional), que contiene medicamentos homeopáticos, e incluya la receta de su médico.

Si el medicamento que toma está disuelto y usted ha de pasar por un control aéreo, deberá, asimismo, pasar sus pertenencias por la cinta de rayos X. Para evitar posibles alteraciones en la acción del medicamento, es mejor que lo lleve en tubo de glóbulos/gránulos y, si es necesario, lo disuelva dentro del avión con un poco de agua.

En caso de que su medicamento esté disuelto y usted no viaje en avión, añádale una gota de alcohol etílico de 96 grados para que no se estropee o guárdelo lo antes posible en un refrigerador. De todos modos, lo más aconsejable es llevar un tubo de glóbulos o gránulos y hacer usted mismo la dilución al llegar a su destino, tal y como le haya indicado su médico.

También es conveniente no transportar los medicamentos cerca de aparatos que pudieran provocar campos magnéticos o de ondas, como un teléfono móvil o un ordenador.

89

¿Cuál es el marco legal de la homeopatía?

La situación legal de la homeopatía difiere según cual sea el país donde se ejerza. Mientras en unos está considerada una especialidad médica, en otros está incluida en la Seguridad Social, y en un tercer grupo está regulada por ley como un Acto Médico.

En Europa, la fabricación y comercialización de los medicamentos homeopáticos está establecida por La Farmacopea Europea y las Directivas del Consejo de Europa, e integrada en la legislación de la industria farmacéutica de la Unión Europea que regula y garantiza la calidad de los mismos.

En España, el marco legal en el que se mueve esta disciplina médica está actualmente sometido a muchos cambios. En septiembre del 2009, el Congreso de los Diputados aprobó por unanimidad una Proposición no de Ley (PNL) por la que se instaba al Gobierno el reconocimiento de la homeopatía como un Acto Médico. Esta acción ha sido secundada por la Organización Médica Colegial de España (OMC), máximo representante sanitario de todos los colegios de médicos del país, que ha reconocido oficialmente que el ejercicio de la homeopatía es un Acto Médico.

En la actualidad, estamos a la espera de los acontecimientos que de ello se deriven para normalizar el ejercicio de la homeopatía dentro de un marco sanitario, con el objetivo de proporcionar al paciente las máximas garantías.

- Desde 1990, los medicamentos homeopáticos están regulados como medicamentos especiales y sometidos al régimen de medicamentos previstos por la ley.
- Desde 1992, existe una legislación europea sobre la homeopatía.
- En 1994, la regulación de los medicamentos homeopáticos se desarrolla en el Real Decreto 2208/1994.
- En el 2006 se aprueba la Ley de garantías y uso racional de los medicamentos y productos sanitarios, que contempla también los medicamentos homeopáticos.
- Desde el 2007, los medicamentos homeopáticos están incluidos en la categoría de «medicamento homeopático sin indicación terapéutica aprobada» conforme la disposición transitoria sexta del RD 1345/2007, del 11 de octubre, por el que se regula el procedimiento de autorización, registro y condiciones de dispensación de los medicamentos homeopáticos para uso humano, fabricados industrialmente.
- Actualmente, por lo que respecta a otros países, la homeopatía es oficial en: Bangladesh, Bélgica, Brasil, Bulgaria, Chile, Colombia, Costa Rica, Cuba, Ecuador, el Reino Unido, Hungría, la India, Lituania, México, Pakistán, Portugal, Rumania, Rusia y Sri Lanka. Su jurisprudencia es internacional.
- En Alemania, Argentina, Colombia, Cuba, Chile, Francia, México, el Reino Unido y Venezuela, el porcentaje de población que se trata o se ha tratado con homeopatía supera el 60% y, en algunos de estos países, esta

disciplina médica está incluida en la sanidad pública. Además, la homeopatía está integrada en los Sistemas Oficiales de Salud en Brasil, la India, el Reino Unido, Francia, México, Pakistán y Sri Lanka.

- Los Consejos Generales de Médicos de Alemania, Austria, Bélgica, España, Francia, el Reino Unido, Italia, Lituania y Suiza reconocen la homeopatía como Acto Médico.

- Nicaragua, Cuba, los Estados Unidos, Canadá, Argentina y Brasil cuentan con una ley específica que regula los medicamentos homeopáticos.

- En los Estados Unidos, la homeopatía es oficial en trece estados: Arkansas, Alaska, Arizona, Connecticut, Hawai, Massachussetts, Montana, New Hampshire, Oregon, Utah, Virginia, Washington y California. Y, en once estados más, se encuentra en proceso de legalización.

En conclusión: los medicamentos homeopáticos con indicación terapéutica han de ser prescritos por médicos y deben ser dispensados en farmacias.

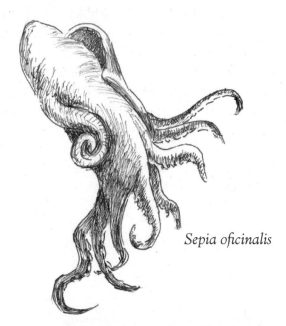

Sepia oficinalis

90

¿Es cara la homeopatía?

La homeopatía tiene fama de ser cara debido a que, en los países industrializados, las consultas homeopáticas suelen ser de carácter privado y, por lo tanto, ofrecen más dificultades de acceso para algunos sectores de la población. Sin embargo, a largo plazo la homeopatía ahorra dinero al disminuir las recaídas en las enfermedades crónicas y al precisar únicamente la toma de algunos gránulos en las agudas.

Por otro lado, el precio de los medicamentos homeopáticos varía mucho, dependiendo del país y de su posible subvención, pero si tenemos en cuenta que un solo gránulo puede provocar una respuesta en el organismo, podemos apreciar que este tipo de medicina es muy barata. Además, si consideramos que el número de recaídas de los enfermos son menores, el gasto público también disminuye. En algunos países, como Francia, el Reino Unido, la India y Cuba, los medicamentos homeopáticos están subvencionados por el Estado.

La elección
del homeópata

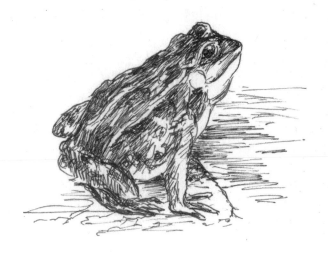

91

Qué debo hacer antes de elegir homeópata?

Debido al elevado intrusismo profesional que sufre la homeopatía, antes de iniciar un tratamiento homeopático le aconsejo que se informe bien sobre la formación del homeópata al que ha pensado acudir y que va a ser responsable de su salud y/o de la de su familia.

Puede llamar al Colegio de Médicos de la provincia en la que este desarrolla su actividad y pedir información sobre él. Si es médico, deberá estar colegiado y, en algunos países, estará acreditado como homeópata por su colegio o por la universidad, lo que le garantizará su formación como médico y como homeópata.

Actualmente, gracias a los avances informáticos, es muy fácil obtener información acerca de cualquier profesional a través de Internet. También es muy importante, para asegurar las máximas garantías de formación, que el homeópata tenga en la consulta el título de licenciado en Medicina y el diploma de Acreditación Oficial de Homeopatía, expedido por un Colegio de Médicos.

92

¿Cómo puedo saber la formación del homeópata?

La homeopatía no es un método fácil y requiere una formación específica para poder aplicarla de un modo seguro y eficaz.

El homeópata que nos ofrezca una calidad existencial de calidad debe estar formado como médico, tener capacidad para diagnosticar y valorar el tipo de tratamiento necesario para el enfermo.

En Europa, la regulación de los criterios de formación para una práctica segura y eficaz de la homeopatía han sido establecidos en los Criterios de Educación Médica Homeopática del Comité Europeo de Homeopatía (ECH).

En España, los Colegios de Médicos otorgan una acreditación en Homeopatía que garantiza la formación universitaria del homeópata según las directrices de la Organización Médica Colegial (OMC), y que los reconoce como tales. Los colegios también disponen de una lista de los médicos que gozan de esta acreditación. En otros países, hay asociaciones médicas científicas y académicas que informan sobre el médico y respaldan su formación.

Actualmente, gracias a los adelantos informáticos, podemos saber con facilidad la formación de la persona elegida para que se haga cargo de nuestra salud y la de nuestra familia.

93

¿Quién puede practicar la homeopatía?

Tanto en España como en otros países, el ejercicio de la homeopatía todavía no está legalmente regulado. Como resultado de esta falta de legislación, el intrusismo profesional ha proliferado y muchas personas sin conocimientos sanitarios están tratando enfermos y prescribiendo medicamentos homeopáticos sin ningún tipo de garantía.

En general podemos distinguir dos grandes grupos de homeópatas:

- Licenciados en Medicina que, una vez terminados sus estudios, han decidido ejercer como médicos homeópatas. Han cursado estudios reglados, mayoritariamente másters o posgrados universitarios. En algunos países como México o Colombia, los estudios de homeopatía están incorporados, desde el principio, en la carrera de Medicina.

- No licenciados, que han realizado cursos de homeopatía en escuelas privadas, sin ningún tipo de control respecto a sus contenidos, ni sobre las entidades que los imparten. Generalmente, la mayor parte de estos «homeópatas», no pueden acreditar ningún tipo de conocimientos sanitarios.

Y es que, si bien la homeopatía trata a los enfermos y no solo las enfermedades, usted debe tener en cuenta que el conocimiento de estas nos permite diagnosticarlas y conocer el pronóstico del enfermo.

Si el homeópata no puede diagnosticar una enfermedad, tampoco conocerá el pronóstico y las complicaciones que de ella pudieran derivarse, con el consecuente riesgo para la salud y, en algunos casos, para la vida del enfermo.

En consecuencia, es absolutamente imprescindible que usted cuente con las máximas garantías sobre la persona en la que va a depositar el cuidado de su salud y la de su familia. EXIJA UNA FORMACIÓN MÉDICA ACREDITADA.

94

¿Cuál es la incidencia de la homeopatía en la población?

Actualmente, la homeopatía está presente en más de ochenta países del mundo y su importancia es altamente notable en casi todos los países europeos, Asia (la India) Norteamérica, Centroamérica (México) y Sudamérica (Brasil, Venezuela, Cuba, Argentina Colombia y Perú, aunque se practica en casi todos ellos).

La cantidad de médicos que la han adoptado en su práctica diaria ha ido en aumento en los últimos años. Se calcula que, actualmente, más de cien mil médicos en todo el mundo la utilizan de forma frecuente o sistemática para tratar a más de trescientos millones de pacientes[4].

En el año 2003, por ejemplo, España contaba con más de seis mil médicos que la prescribían habitualmente a más del 15% de la población. Actualmente, estas cifras han aumentado, y un 30% de la población se trata con homeopatía de forma habitual o esporádica.

Y en otros países, las cifras también hablan por sí solas: en

4. *La Homeopatía en el mundo en 2003* - OMHI

Francia, más de veinticinco mil médicos la prescriben, junto a más del 50% de los facultativos de Escocia y Rusia. En Irlanda, el 57% de los padres tratan a sus hijos con homeopatía. En Alemania, el 75% de la población la usa o la ha usado y el 98% de las farmacias dispensan medicamentos homeopáticos.

Según una encuesta de la Comisión Europea, tres de cada cuatro europeos conocen la homeopatía de los cuales aproximadamente un 30% la emplean de forma habitual y más de cuarenta mil médicos han seguido algún curso de formación en homeopatía.

95

¿Dónde se estudia la homeopatía?

En la mayoría de países, la homeopatía se estudia de forma reglada en instituciones públicas y privadas, como las universidades de Medicina, Veterinaria y Farmacia, en calidad de máster o posgrado dirigidos a profesionales médicos, farmacéuticos y veterinarios. También se imparten cursos en Colegios de Médicos y Farmacéuticos, y en escuelas médicas privadas. Todos los cursos se rigen por el Basic Standard Teaching Europeo, con una formación mínima de trescientas horas.

En España, los criterios para acreditarse como médico homeópata están consensuados en la Organización Médico Colegial (OMC).

La reforma universitaria a nivel europeo incluida en la Estrategia de Lisboa, conocida popularmente como Proceso de Bolonia, subraya que el alumno debe tener una noción básica en medicinas complementarias como asignatura optativa o de libre elección y adscrita a un departamento de la universidad de Medicina, Veterinaria y Farmacia, y esta deberá adecuarse a la normativa impuesta por el Ministerio de Educación.

En algunos países, la homeopatía se estudia como formación de posgrado tras cursar la carrera de Medicina, o bien dentro de la misma, como sucede en México.

En Austria, Alemania, Letonia y Suiza, los médicos pueden obtener una calificación en homeopatía reconocida por la asociación médica nacional tras superar un examen específico en esta materia.

Pero también hay escuelas privadas que se dedican a impartir clases de homeopatía a personas sin ninguna formación sanitaria. Más tarde, esas mismas personas podrán ejercer y prescribir homeopatía sin ningún tipo de control sanitario ni administrativo.

Para su tranquilidad, le aconsejo que se asegure de que su homeópata es médico.

96

¿Debo informar al médico de cabecera que sigo un tratamiento homeopático?

Cada vez hay más personas que se tratan con homeopatía y obtienen buenos resultados, pero no informan de ello a su médico de cabecera. Este hecho dificulta el reconocimiento de la homeopatía como una terapéutica médica efectiva, pues el médico alópata, al no tener conocimiento de ello, atribuirá, erróneamente, el éxito al tratamiento alopático instaurado y lo aplicará a otros pacientes, sin obtener la mejoría esperada.

Lo ideal sería que su médico de cabecera tuviera conocimiento de la decisión que usted ha tomado de seguir un tratamiento homeopático, para que pueda valorar los cambios que aparezcan en el transcurso del proceso.

Podría suceder que el médico no estuviera de acuerdo con su decisión y se opusiera a esta. Ante este hecho, debería usted valorar la conveniencia de seguir informándole hasta que haya pasado un tiempo. En caso de que su médico alópata continuase observando una oposición firme, podría usted plantearse la posibilidad de elegir otro médico que respete sus decisiones y esté dispuesto a colaborar con su médico homeópata.

97

¿Hay especialistas
en homeopatía?

Actualmente, más de cien mil médicos prescriben homeopatía en más de ochenta países, y el número de pacientes tratados supera los trescientos millones. En Europa, alrededor de cuarenta mil médicos se han formado en homeopatía y hay de seis a ocho veces más médicos que la prescriben de forma esporádica. En España, aproximadamente doce mil médicos de atención primaria la prescriben de forma esporádica o frecuentemente, junto con dos mil pediatras y cuatro mil facultativos de las demás especialidades.

Del total de médicos homeópatas, el mayor porcentaje corresponde a médicos de familia y pediatras, internistas, ginecólogos, endocrinos, dermatólogos, cirujanos, psiquiatras, otorrinos y oftalmólogos, así como un importante colectivo de odontólogos, que la practican con gran éxito.

De todos modos, si entendemos que la homeopatía se ocupa de la globalidad de la persona y la visión integral del enfermo, las superespecialidades orientadas a un segmento o a un sistema en el organismo no tienen demasiado sentido como tales. Por este motivo, los especialistas tienen en cuenta toda la persona y no se olvidan del resto del organismo, aunque no pertenezca a su especialidad. Así, consiguen ejercer la homeopatía de una forma más completa.

Consejos
prácticos

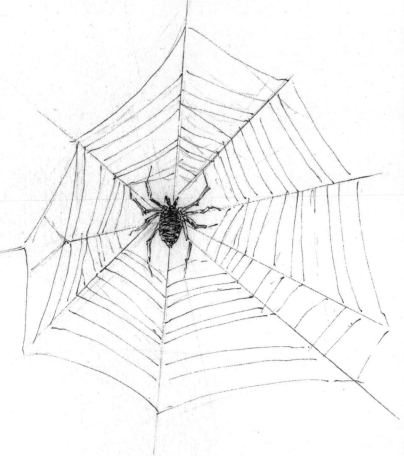

Es importante llevar consigo un botiquín con los medicamentos que usted y/o su familia suelan tomar. Además, es interesante valorar el tipo de salida o viaje que se vaya a realizar y escoger los medicamentos que le parezcan más adecuados.

Aquí puede ver algunos de los medicamentos utilizados más frecuentemente y sus indicaciones en casos agudos y leves, aunque es importante que, en caso de duda, acuda a un facultativo.

98

¿Un pequeño accidente?

Acuda al médico en cuanto le sea posible.

Si es un traumatismo leve, tome una dosis de uno a tres gránulos, tres veces al día:

- **Abrasión**: CALÉNDULA 9 CH.
- **Cortes**: STAPHISAGRIA 15 CH.
- **Pinchazo profundo**: LEDUM 15 CH.

Si se trata de una pequeña lesión o traumatismo en:

- **Cara**, cerca de los ojos: SYMPHYTUM 7 CH.
- **Coxis**: HYPERICUM 15 CH.
- **Dedos y palmas de las manos**: HYPERICUM 15 CH.
- **Huesos**: RUTA 15 CH.
- **Ligamentos**: RUTA 15 CH, sin inquietud; RHUS TOX 30 CH, con inquietud.
- **Músculos**: ARNICA 15 CH.
- **Planta de los pies**: HYPERICUM 15 CH.
- **Tórax o musculatura profunda**: BELLIS PERENNIS 15 CH.

- **Insolación:**

  - APIS 9 CH: Cada 2-4 horas. Erupción edematosa, rosada, súbita, irritante, ardorosa, como agujas, que mejora con aplicaciones frías.
  - ACONITUM 9 CH: 2-4 tomas al día. Fiebre brusca, piel roja y seca, sed intensa de agua fría, agitación y miedo a la muerte.
  - BELLADONNA 9 CH: 2-4 tomas al día. Dolor de cabeza pulsátil, brusco, cara escarlata, fiebre oscilante, hipersensibilidad al ruido, luz y movimiento. El enfermo mejora inclinando la cabeza hacia atrás.
  - BRYONIA 15 CH: 2-4 tomas al día. Dolor de cabeza frontal que se agrava al menor movimiento, sed intensa, sequedad de mucosas, abatimiento con sudores que alivian.
  - GLONOINUM 9 CH: Cada 2-4 horas. Dolor de cabeza estallante muy intenso, pulsátil, más fuerte a mediodía.
  - MELILOTUS 5 CH: 2-4 tomas al día. Dolor de cabeza congestivo, pulsátil, con cara roja que mejora por sangrado nasal.
  - NATRUM CARBÓNICUM 15 CH: Una toma al día. Se usa a modo preventivo en personas sensibles al sol o que ya han tenido insolaciones antes.

- **Ampollas por rozadura o quemadura superficial** (enrojecimiento de la zona o ampolla): POMADA DE CALÉNDULA, si solo hay enrojecimiento, y POMADA DE CANTHARIS, si hay ampolla.

- **Quemaduras de primer grado** (piel enrojecida): Cada hora hasta la mejoría:

- CALÉNDULA 7 CH y pomada de caléndula en la zona afectada.
- BELLADONNA 9 CH: Erupción roja, edematosa, brillante e inflamada.
- APIS MELLIFICA 9 CH: Hinchada, rosa, arde y mejora con aplicaciones frías.

- **Quemaduras de segundo grado** (ampolla): Cada hora y espaciar según la mejoría:

  - CANTHARIS 9 CH: Vesículas y ampollas que arden.
  - CALÉNDULA T.M.: Aplicar en capa fina 2-4 veces al día en llagas y quemaduras.

- **Quemaduras de tercer grado** (úlcera): Acudir al médico urgentemente.

99

¿Un problema digestivo leve?

- **Diarreas por comida en mal estado**: Cada cuatro horas y espaciar a la mejoría:

  - ARSÉNICUM ALBUM 7 CH: Heces frecuentes y escasas, sudor frío.
  - VERATRUM ALBUM 30 CH: En caso de no mejorar con Arsénicum.
  - CUPRUM 30 CH: Si hay calambres.

- **Empacho de comida**: Cada cuatro horas y espaciar a la mejoría:

  - NUX VÓMICA 7 CH: Digestión pesada.
  - PULSATILLA 7 CH: Vómitos con lengua sucia.
  - IPECA 7 CH: Vómitos con lengua limpia.

- **Exceso de alcohol**: Cada dos horas y espaciar a la mejoría:

  - NUX VÓMICA 7 CH.

- **Estreñimiento del viajero**: Dos veces al día:

  – NUX VÓMICA 7 CH.

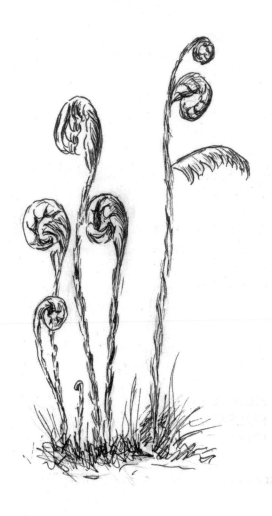

Lycopodium clavatum

100

¿Picaduras?

- **Abeja**: APIS 7 CH o pomada de APIS. La zona afectada está caliente y con extrema sensibilidad al tacto. Mejora con aplicaciones frías y empeora con el calor.
- **Araña de mar**: LEDUM 7 CH o pomada de LEDUM. Cada 5-10 minutos hasta que se calme el dolor.
- **Escorpión**: LEDUM 200 CH. Cada cinco minutos hasta la mejoría y espaciar mientras acude urgentemente al médico.
- **Mosquito**: LEDUM 7 CH. Tres tomas al día, o pomada de LEDUM.
- **Medusa**: PHYSALIA PHYSALIS 7 CH. Cada 5-10 minutos hasta que se calme el dolor.
- **Pulga**: LEDUM 7 CH. Cada 5-10 minutos.
- **Tábano**: CANTHARIS 7 CH o pomada de CANTHARIS. En picaduras de insecto que forman ampollas como una quemadura.
- **Cualquier animal con reacción de urticaria**: URTICA URENS 7 CH. Recomendado para picaduras de pulga, avispa, abeja y arañas.

101

¿Para el viaje?

- *Jet lag*: Tres tomas al día:

    – ARNICA 30 CH: Sensación de magulladura.
    – COCCULUS 30 CH: Sensación de mareo y debilidad.
    – GELSEMIUM 30 CH: Embotamiento y debilidad.

- **Mareo** de coche, barco o avión:

    – La víspera del viaje, una dosis cada doce horas.
    – Una hora antes del viaje, una dosis.
    – Durante el viaje, a demanda según los síntomas.
    – BORAX 9 CH: Náuseas y vómitos con vértigos que se agravan con el movimiento de traslación de arriba abajo.
    – COCCULUS ÍNDICUS 9 CH: Náuseas y vómitos con vértigos que mejoran en lugares cerrados y calientes.
    – GELSEMIUM 15 CH: En caso de miedo con aprensión.

- IPECA 9 CH: Náuseas que no se alivian con el vómito y aumento de salivación.
- NUX VÓMICA 9 CH: Con vómito difícil, que mejora al enfermo.
- PETROLEUM 9 CH: Náuseas y vómitos, que mejoran cerrando los ojos y con el calor.
- TABACUM 9 CH: Náuseas y vómitos con palidez, salivación y sudor frío. Mejoría al aire libre.

- **Miedo a volar:**

  - La víspera del viaje, una dosis cada doce horas.
  - Una hora antes del viaje, una dosis.
  - Durante el viaje, a demanda según los síntomas.
  - ACONITUM 30 CH: Inicio súbito, gran inquietud, miedo a morir, trastornos por susto o miedo, acompañado de sensación de muerte inminente.
  - ARGENTUM NITRICUM 30 CH: Ansiedad anticipatoria con diarreas, se imagina todo lo malo que puede suceder, miedo a las alturas y claustrofobia.
  - GELSEMIUM 30 CH: Sensación de parálisis, embotamiento y temblores.

Resumen

- La homeopatía es una terapéutica médica que no debe ser banalizada; no es para usarla cuando le convenga y dejarla cuando usted desee.

- Muchas personas con enfermedades crónicas esperan a estar estables para iniciar un tratamiento con homeopatía. Empezar a tratarse durante una enfermedad aguda y experimentar una rápida respuesta las ayudará a sentirse más confiadas.

- Favorezca al organismo desde la infancia, incluso en el embarazo.

- Los niños responden muy bien a los tratamientos homeopáticos.

- Emplee el tapón dosificador para tomar los gránulos. Si es posible, no los toque con los dedos. Coloque el frasco boca abajo y gire el tapón hasta la caída de los gránulos deseados.

- No trague enseguida el medicamento, manténgalo unos treinta segundos bajo la lengua; la absorción sublingual es la más rápida. Si los niños mastican los gránulos, no sucede nada, pues los pasean por la boca y el efecto es el mismo.

- A ser posible, tome los productos fuera de las comidas, media hora antes o una hora y media después. En caso necesario, tómelos cuando pueda.

- Evite el tabaco, el café y los sabores fuertes y picantes en las proximidades de la toma del medicamento.

- Durante el tiempo en que siga tratamiento homeopático, emplee dentífricos y chicles sin menta.

- La homeopatía funciona, aunque tome medicamentos convencionales.

- No se medique usted mismo y escoja bien un médico con formación homeopática reconocida oficialmente.

- ¡No pase por alto las normas de tipo higiénico-dietético que acompañan al tratamiento! Es una ocasión que se le presenta para variar hábitos o formas de actuación, en su vida cotidiana, perjudiciales para la salud.

- Es recomendable que no se prescriba a sí mismo y que la toma de medicamentos homeopáticos esté supervisada por su médico.

SOBRE TODO, NO JUEGUE CON SU SALUD

Bibliografía

AMENGUAL VICENS, C.; ALEGRE VALLS, J.; BAUR, J.; SIERRA, M. A.; RESCH, G. ;*El medicamento homeopático*, Ed. Phinter-Heel: Simile Homeoden, 1995.

AVILES, J. *Aspectos legales de la homeopatía en España*, EDAF, S.A, 1996.

BALLESTER SANZA A.; SANZ FRANCO, M. J.; GALAN GRAUB E, E. *Homeopatía. Fundamentos científicos*, FMC, Form Med Contin Aten Prim 1999;6 (2):71-78.

BENVENISTE, JACQUES; SANCHEZ RESENDIZ, JOSEFINA. *Temas de investigación en homeopatía*, Ed. Propulsora de Homeopatía, México.

BORNHÖFT, G. & MATTHIESSEN, O. F. *Homeopathy in Europe-effectiveness, appropriateness, Safety, costs*, Berlin Heidelberg: Springer Verlag, Alemania, 2011.

BOYD, HAMISH. *Introduction to homeopathic medicine*, Ed. Beaconsfiel Ltd.

CAZIN, A. *A study of the effect of decimal and centesimal dilution of Arsenic on the Retention and mobilization of arsenic in the rat*, Human & Experimental Toxicology, 1987.

CUCHERAT, M.; HAUGH, M. C.; GOOCH, M.; BOISSEL, J. P. *Evi-*

dence on clinical efficacy of homeophathy: a meta-analysis of clinical trials, Eur J. Clin Pharmacoloogy, 2000;56:27-33.

ELIA, V.; NICCOLI, M. *Thermodynamics of extremely diluted aqueous solutions*, Ann New York Acad Sci, 1999.

FISHER, P. «The clinical evidence base of homeopathy» en el I Simposium sobre Homeopatía, Investigación y Ciencia. Col·legi Oficial de Metges de Barcelona, 2006. [www.uclh. nhs.uk/rlhh]

HAHNEMANN, SAMUEL. *Organon de la medicina*, Ed. Albatros. *Investigación en homeopatía. Publicaciones y comentarios*, Boiron, 2002.

LINDE, K.; CLAUSIUS, N., et al. *Are the clinical effects of homeopathy placebo effects? A meta-analysis of placebo-controlled trials*, The Lancet, 1997;350:834-843.

LINDE, K.; JONAS,M.B.; MELCHART, D., et al. *Critical review and meta-analysis of serial agitated dilutions in experimental toxicology*, Human & Experimental Toxicology, 1994;13:481-492.

MONTAGNIER, L.; AISSA, J.; FERRIS, S.; MONTAGNIER, J-L.; LAVALLEE, C. *Electromagnetic Signals Are Produced by Aqueous Nanostructures Derived from Bacterial DNA Sequences*, Interdisciplinary Sciences: Computational Life Sciences, 2009, 1:81-90

REILLY, D.; TAYLOR, M. A.; BEATTIE, N. G., et al. *Is evidence for homoeopathic reproducible?*, The Lancet, 1994;344:1601-1606.

REILLY, D.; TAYLOR, M. A.; MC SHARRY, C.; AITCHISON, T. *Is a Homeopathy a placebo response? Controlled trial of homeopathic potency with pollen in hay fever as model*, The Lancet, 1986;2:881-886.

RESCH, G.; GUTMAN, V. *Scientific Foundations of homeopathy*, Ed. Bartel and Bartel.

SHANG, A.; HUWILER MÜNTENER, K.; NARTEY, L.; JÜNI, P.;

DÖRIG, S.; STERNE, J. A. C., et al. *Are the clinical effects of homeopathy placebo effects? Comparative study of placebo-controlled trials of homeopathy and allopathy*, The Lancet, 2005;56:27-33.

ULLMAN, DANA. *La Homeopatía, medicina del siglo XXI*, Ed. Martinez Roca, 1990.

VIJNOVSKY, BERNARDO. *Síntomas clave de la materia médica homeopática*, Ed. Albatros.1978

VIJNOVSKY, BERNARDO. *Tratamiento homeopático de las afecciones agudas*, Ed. Buenos Aires.1988

ZHANG X. *Regulatory situation of herbal medicines. A Worldwide Review* (WHO/trm/98.1), Geneva, World Health Organization, 1998.

Páginas web de interés:

www.universidad.edu.co/index.php?option=com_content&
view=article&id=681%3Asolo-medicos-especializados-
podran-ejercer-la-homeopatia-en-colombia&catid=16%3
Anoticias&Itemid=198
www.homeopathyeurope.org
www.lmhi.net
www.omhi.org
www.homeopathic.org
www.efhpa.eu
www.metgeshomeopates.org/pdf/ECH-fulleto.pdf
www.homeopatia-si.es/newsletters/20090713
http://homeint.org/espanol/mantero/tesis/1200.htm

ESTA EDICIÓN DE
«101 PREGUNTAS Y RESPUESTAS
SOBRE HOMEOPATÍA»,
DE ASSUMPTA MESTRE BLABIA,
SE ACABÓ DE IMPRIMIR EN
SANT LLORENÇ D'HORTONS
EN EL MES DE MAYO DEL AÑO 2012

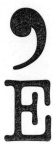

¿ Te ha gustado este libro ?

Alrevés escucha:
lector@alreveseditorial.com
www.alreveseditorial.com

lee / piensa / vive